君はどんな看護師に なるのだろう

多様な価値観と向き合う、これからの看護師に必要な知識と教養

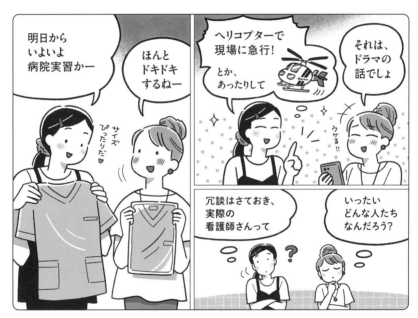

編著　高橋優三
著　　岡本華枝　　宮田靖志
　　　藤野ユリ子　内藤知佐子

医学書院

君はどんな看護師になるのだろう

　―多様な価値観と向き合う、

　　これからの看護師に必要な知識と教養

発　行　2024年5月15日　第1版第1刷Ⓒ

編　著　高橋優三
たかはしゆうぞう

発行者　株式会社　医学書院

　　　　代表取締役　金原　俊

　　　　〒113-8719　東京都文京区本郷1-28-23

　　　　電話　03-3817-5600(社内案内)

印刷・製本　アイワード

ISBN978-4-260-05378-5

は じ め に

君はどんな看護師になるのだろう

　さまざまな夢や希望を抱いて看護学校に入学してきた学生たちは、卒前教育そして卒後教育を通じて徐々に理想の看護師へと成長していきます。学生はそれぞれ異なる理想を持っていると思いますが、自分の求める理想と社会から求められる理想をうまく調和させ、自分自身と社会の両方が満足する看護師になっていかなければなりません。

　また、現在は VUCA（変動性、不確実性、複雑性、曖昧性）の時代と言われ、医療現場にも多種多様な課題があふれている状況です。そのようななか、看護師は何を学び、何を身に付けなければならないのかを考え、自らを高め続ける必要があります。

看護師に必要とされる多様な能力を備える

　2017（平成29）年に提示された "看護学教育モデル・コア・カリキュラム"（以下、コアカリ）では、看護系（看護職）として求められる基本的な資質・能力として、次の9つが挙げられています。①プロフェッショナリズム、②看護学の知識と看護実践、③根拠に基づいた課題対応能力、④コミュニケーション能力、⑤保健・医療・福祉における協働、⑥ケアの質と安全の管理、⑦社会から求められる看護の役割の拡大、⑧科学的探究、⑨生涯にわたって研鑽し続ける姿勢です。

　このコアカリの改訂作業が2022（令和4）年から始まっており、2024（令和6）年12月に公開される予定です。この改訂は日本社会の変化、それに伴う医療現場の変化に向けての非常に重要な対応になると考えます。既に、医学・歯学・薬学教育では、2022年度改訂版のコアカリが発表されています。そして、医学、歯学、薬学、看護のような、すべての医療専門職に求められる基本的な資質・能力は共通したものであり、なかでも最も重要なのがプロフェッショナリズムです。

多様な価値観に向き合おう

　医療専門職のプロフェッショナリズムとは、専門家、専門職集団として患者・社会からの信頼を維持するための価値観・行動・関係性と定義されています（Royal college of physicians, 2005）。また、しばしば引用

されるモデルで提示されるプロフェッショナリズムの重要な要素は、卓越性、人間性、説明責任、利他主義の4つですが（Arnold L, Stern DT, 2006）、ここでは特に、人間性と説明責任について言及します。

　人間性の要素は、尊敬、共感、思いやり、敬意、誠実です。個々の患者さんに対してこのような人間性を保って看護を実践するには、患者さんの多様な価値観を認識し、それを受け入れる必要があり、多様な価値観に向き合う姿勢は看護倫理、共同意思決定などの場面で大きな役割を果たします。そして、説明責任とは、看護師の活動を正当化しその責任を取ること、つまり患者さんや社会のニーズに応えるという、社会的説明責任のことです。

　VUCAの時代、何が正解なのか、何が患者さんや社会にとっての幸福でありウェルビーイングなのかを判断することは難題ですが、これに応えるためには、患者さんや社会の価値観を的確に拾い上げ、その多様性を認識し、それらを調和させて看護実践にあたる必要があります。特に、超高齢社会が進む日本の医療現場では、地域社会でどのような看護実践が求められているのか、極めて多様な価値観に満ちているその状況に真摯に向き合い、地域住民の健康を守るという社会的説明責任を果たす態度が必要とされます。

自由な発想で考える基礎としての教養

　このように、複雑なこと、予期しないことが次々に生じてくる社会と医療の現場に生きる私たちには、プロフェッショナリズムの獲得とともに、固定的な考えにとらわれず、変化に適応しながら、自分のパフォーマンスを改善する力が求められます。そのためには、自由（リベラル）に柔軟な思考ができること、つまりリベラルアーツ（教養）が必要なのです。

　本書で提示している多様な医療現場の場面を通じて、看護学生や新人看護師が、課題を敏感に見出す感受性と、課題に対し柔軟な発想で考える力を身に付け、真のプロフェッショナルになる第一歩を踏み出すことができれば幸いに思います。

2024年3月

宮田靖志

・Royal college of physicians.（2005）Doctors in society. Medical professionalism in a changing world. Report of a Working Party.
・Arnold L, Stern DT.（2006）"What is medical professionalism?" Measuring medical professionalism, Stern DT ed, 15-37, Oxford university press.

著者一覧

編集・執筆

高橋優三（たかはし・ゆうぞう）
岐阜大学名誉教授／兵庫医科大学客員教授

1974 年奈良県立医科大学卒業。カリフォルニア大学フェロー、ジョンズホプキンス大学客員教授、ウィスコンシン医科大学客員教授を経て、1992 年から2012 年まで岐阜大学教授。主な著書は『人工知能時代の医療と医学教育』（篠原出版新社）、『面白図解 はじめての「解剖学」』（講談社）など。

執筆

岡本華枝（おかもと・はなえ）
京都光華女子大学看護福祉リハビリテーション学部看護学科准教授

関西福祉大学大学院看護学研究科博士前期課程修了。川崎医科大学総合医療センター、岐阜聖徳学園大学准教授などを経て、現在に至る。主な著書に『学習者中心の教育を実現する インストラクショナルデザイン理論とモデル』（北大路書房、共訳）がある。

宮田靖志（みやた・やすし）
愛知医科大学医学部地域総合診療医学寄附講座教授

1988 年自治医科大学卒業後、愛媛県で地域医療に従事。2000 年以降、札幌医科大学講師、ハーバード大学客員研究員、札幌医科大学准教授、北海道大学病院特任准教授、名古屋医療センター卒後研修センター長を経て、2016 年から現職。

藤野ユリ子（ふじの・ゆりこ）
福岡女学院看護大学看護学部学部長・シミュレーション教育センター長

産業医科大学医療技術短期大学卒業。産業医科大学病院、九州大学病院看護キャリアセンターの臨床、2013 年九州大学大学院博士課程修了を経て、2014 年より福岡女学院看護大学に勤務。

内藤知佐子（ないとう・ちさこ）
愛媛大学医学部附属病院総合臨床研修センター助教

1999 年国際医療福祉大学卒業。東京大学医学部附属病院、新潟県立看護大学、京都大学医学部附属病院、京都大学を経て、現在に至る。主な著書は『13 の実践レシピで解説！ 看護を教える人が発問と応答のスキルを磨く本』（医学書院）、『体験学習の展開』（医学書院）など。

漫画作画

さかたみお（第 1 話〜第 10 話、第 14 話〜第 16 話）
さとういもこ（第 11 話〜第 13 話）
嘯（しゃお）（第 17 話〜第 25 話）

カバー作画　さとういもこ
ブックデザイン　加藤愛子（オフィスキントン）

プロローグ

本書の目的と
読み方、使い方

本書は漫画を読むことで医療の現場を疑似体験し、
そこで起こっている問題に気づき、
解決策を自らの力で考えることを目的としています。
プロローグでは、漫画を教材に活用する理由と利点、
本書の具体的な活用方法について解説します。

第1節 漫画を用いた医療学習教材の原理

高橋優三

1 言葉では教え難い「気づき」の機会を

医療者の育成内容には言語情報によって伝えられる知識（形式知）と、言語では表現が難しく伝え難い技能（暗黙知）がある。学習のモチベーション（なぜ「学ぶ」のかの動機）、職業倫理・規律、チームワークへの貢献、コミュニケーション能力、人の気持ちを推し量る、状況の流れを察知する、そして自分は何をすべきかを柔軟に考えるなどの、医療人に必要な広義のプロフェッショナリズムは後者の例である。これらは、教員が講義で「教える」だけで伝えるのは困難で、学生が自ら気づく必要がある。この気づきを促す教育こそ現在の複雑化した医療人教育の大きな課題である。

しかし考えてみれば、医療者は医療の現場で自分に必要な気づきを自然にしているはずである。それゆえ、医療現場を仮想的に再現する教育メディアがあるなら、それは医療者の職務遂行と学習の出発点になる気づきの機会となるはずである。漫画は、その候補の1つであると本書の著者たちは考え、絵を読み解くことで必要な情報を自ら収集し、能動的学習につなげられるように本書を執筆した。もちろん教材というものは広範囲で大勢の人に使ってもらってはじめて影響力を持つので、本書は多くの教員や指導者にとって使いやすい教材であることを目指している。

2 医療の暗黙知（プロフェッショナリズム）を身に付けさせたい

医療者の卒前教育は、知識ベースの医科学だけではなく職業人としての技能も含み、基本的な考えとして、入職後の経験年数に応じて期待される仕事ができることが目標になる。したがって、仕事をしつつ順当に成長できるように、在学中にその基礎能力を身に付ける必要がある。入職後3日目に一人前の仕事ができるような即戦力教育は、長期的には伸びしろの少ない人材の育成につながるので、望ましくない。3週間目、3か月目と徐々に仕事を覚え、看護師であれば1年経ったら一通りの仕

事を任せてもらえる状態になり、3年で周囲も認める一人前になって欲しいという願いがある。

　また、一通りの仕事ができるようになったあとも成長を続け、医療の進歩についていくためには、学習を生涯にわたり継続する力が必須であり、向上心や自己研鑽能力はそれの資質的根幹である。つまりどのような医療人になるために、どのような勉強をせねばならないかの気づきが必要とされる。さらに前述の職業倫理や博愛、コミュニケーション能力など、これらをひっくるめて「広義のプロフェッショナリズム」と呼ばれる能力が求められる。現代の医療は、それほど重要で難しい職務になっているであろう。

　定員100名規模の卒前教育で、講義や実習、そしてペーパーテスト、OSCEなどの評価で、学生に基礎能力を獲得させることは可能である。その手法は、インストラクショナルデザインの考えの普及で、年々、向上している。しかし、暗黙知を学校教育で育成するのは可能だが容易ではない。これは知識とは異なり、教員が自分の経験で得たものをエッセンスにして口頭で教えて完結するものではないからだ。生まれ持った本人の資質を土台に、1人1人が思考を繰り返し、本人の頭のなかで練り上げて磨き上げるものであり、教員が外から結果だけを与えるような効率重視の教育では育たない。しかも、教育の結果を教育現場で評価する手段がない。ペーパーテストは空振りに終わり、レポートやポートフォリオでも模範解答が出回ってしまう。結局のところ、プロフェッショナリズムに関する評価は、職場での長期的な360度評価を待たねばならないのだ。

　そう考えると、この部分の教育は確かに難しい。それでも教員は、できる限りの努力をせねばならない。高校生の続きをしているような学生を医療の職業人にふさわしい人材にして世に送り出すには、在学中の適切な教育は不可欠であり、これを怠ると、医療人は患者からの信頼を失い、悪循環が始まり、医療体制が総崩れになってしまう。

3 「気づき」を促す学習の具体例

　それでは、すべての学習の動機の根源になる「気づき」を促す手段として、どのような方法を先人は取り入れていたのだろうか。下記に6つの例を挙げる。

（1）学生に問いを投げかける
　これは最も採用されている教育技法であるが、学生に問いを投げかけて考えさせる効果は教員の腕に依存しており、すべての教員にできる技

ではない。100名を対象にするマスプロ教育では、どの学生にペースを合わせるべきか、判断が難しい。

（2）映画の利用

　医療者の使命や生甲斐を題材にしたドラマなど、学生に感動を与え、やる気を想起させるのに映画の力を借りる。だがこのとき、画面の大きさが意外に重要で、教員が映画館のスクリーンで観て感動を覚えた作品を、学生にパソコンの画面で鑑賞させたとしても、感情移入が不十分で、教員が期待したような結果が得られるとは限らない。

（3）患者の話を聴く

　患者の体験談を聴くのは説得力があり、学生は医療者としての使命感や心構えの原点を自覚する。有効であるが、タイミングよく行うのは難しい。

（4）プロジェクト学習で実務総合能力を磨く

　実際の医療現場で遭遇する困難事例の解決や地域保健活動の模擬演習であるが、人的な教育資源の確保が課題。マンツーマン的な指導が必要なので、教員だけでは人手が足りず、屋根瓦方式で上級生の参加が必要となる。参加した上級生は、チーム運営の仕方を経験し学ぶことになる。

（5）教員があるべき姿を自ら示す

　学生がどのように育つか、かなりの部分は教員が鋳型になっている。一見へらへらしているように見える学生も、実は、教員の何気ない振舞いを鋭い目で観察している。医療者としてのよい手本も悪い手本も、無意識のうちに教員から伝わってしまうので、教員は学生が育って欲しい姿を自らの行動で示すことが肝要である。

（6）シミュレーション教育

　実習室内などで医療の現場を再現し、学生が医療職としての役割を疑似体験する。その過程で自分が何を学習せねばならないのかに気づいてもらい、能動的な自己学習につなげる。

　以上に例示した6つの方法は、どれも有効だが万能ではないため、実際にはカリキュラムに複数を採用し混合型にして欠点を相補う形になる。

　そして、第7の候補として、漫画教材の活用を挙げたい。これは医療現場を疑似体験して、気づきの能力を促進できる可能性を秘めている。また、学習の意義を見出したり、人の心を推量するなどの暗黙知の獲得に期待ができる。

4　では、そもそも漫画で、何が表現できるのか？

　大脳生理学的には、網膜に映った像そのものが思考・記憶の情報になるのではない。網膜に映った像は、脳のなかで簡略な線画による単純部品に分解されて「情報処理」と「記憶」が行われる。写真のような情報量の多い像をそのまま処理できるほど、人間の脳のスペックは高くはなく、脳内の情報処理の戦略は合理的である。

　漫画として描かれるのは脳のなかで情報処理される線画の単純部品を組み合わせた統合像である。漫画家は何を表現したいのかによって、どの線を強調するのか省略するのかデフォルメするのかを決める。つまりそれは、この線をこう描けば脳のなかでこのようなイメージを想起するであろうという作者の考えを、その巧技によって表現することである。漫画家の手塚治虫とその賛同者たちは、この世のあらゆる事象を漫画で表現する技法を次々に提案し定着させた。それは文芸小説が心象風景を描写するレベルに達している。漫画家が人を観察する力と表現力は、文芸家と比肩できる。漫画教材は、漫画家の表現力を、気づきの教育に借りるものである。

5　医療現場の頭痛
　　「人の心を読めない人がいる」の解決手段は？

　医療現場には日々成長する若者が数多く参加し、日本の医療の高いレベルを支えている。このポジティブの一方で、医療教育者も現場の医療職も頭が痛いのは、日々、常識外れを連発する「宇宙人」や場の空気を読めない「KY」が少数ながら存在することである。おそらく人の心を推し量るのが苦手であることに起因するのであろう。人と密接しないで済む職務であれば本来の力を発揮できるのであろうが、患者と接する時間の長い医療職に就く場合、無視できない問題を引き起こす。

　このような学習者に患者への接し方を教えるのは簡単ではない。しかし医療職には患者の顔つきなどから様子を読み取り、心中を察する能力が必須なのだ。この能力がないと「患者が不安を感じているときは、○○をしなさい」と教え、本人もそれを知識として理解しても、そもそも患者が不安がっていることに気づかなければ、まったく役に立たない。

　さらに医療の現場では、患者を取り巻く状況がコロコロと変わる。一度思い込んだら頑なで、修正不能のステレオタイプ思考では到底対応できない。状況の変化を柔軟に察知・理解できる思考が必要である。このような状況を考えると、見て気づくべき現場の状況を漫画に描いて疑似体験させる教材は、医療者教育に役立つはずである。

6 教材としての漫画の利用価値

漫画による表現の特色および教材としての利用価値をまとめると、①登場人物の顔や姿勢の描写で、感情表現ができる、②1コマ内の描写で状況を示し、コマ送りで状況の流れを示す、③ストーリーの間に滲み出る美学・哲学を表現できるの3つがある。そして、教育用の4コマ漫画や1頁漫画で利用できるのは主に、①感情表現と、②場の雰囲気の描写であり、人の感情や場の状況把握力の育成である。③は長編や連載物が持つ価値で、短編漫画では表現されない。

漫画家は人の心理状態を巧みに捉えて絵として漫画に落とし込んでいる。その結果、心理状態を見抜くポイントが漫画に潜むことになる。これを教員の説明なしに自力で察知する訓練を積ませることで、人の感情を読む力と自分が置かれた場の雰囲気、そしてその状況の変化に気づく力の育成につなげる。

7 医療をよくするために、高い医療文化を築きたい

職業人としての自覚や技能を上げる教育に費やす努力は、逞しく成長する学生を目の当たりにすると、教員は報われ励みになる。しかし日本全体を見渡すと、それは雨の一滴にすぎないような途方感に襲われることがある。地面に落ちてただ吸収される一滴になるかのように、日々の教員の努力は効果が見え難い。しかし大河アマゾンを流れる水も、元を辿れば、一滴の雨水だったはず。無数に集まればやがて大きな効果となる。それが国レベルの社会が共有する文化というものである。

医療の職務は個人芸ではなく、属するチームの力で完結する。また1人の患者が抱く印象は、日本の医療全体をも捉えるので、どの医療機関も、患者から信頼を受ける状況になることが必要である。その意味で、高いプロフェッショナリズムが個人だけでなく文化として共有される状況を達成し、われわれ医療者は患者の期待に応えたい。

そのために、多くの教員や学生によい影響を与える教材が可及的に普及することが望まれる。漫画教材は、医療現場を疑似体験させることができる。これにより、学生を受動的学習に閉じ込める「教える」指導から脱却し、自分の興味と眼力で情報を集め、能動的に学習する出発点となる気づきを促すのだ。それはつまり、プロフェッショナリズムの獲得につながっていくはずである。

第2節 看護におけるシミュレーション教育および実習前教育の必要性とそこで求められる教材

藤野ユリ子

1　教える側の常識を更新する必要性

　高度な IT 技術などがもたらす急激な社会の変化に伴い、人とのつながり方やコミュニケーションの方法も変化しています。そのため、対人関係を基盤とする看護職の育成は、誰のために、何のために、どのようにすべきかという部分に立ち返ったあり方が求められています。

　デジタル化が進み情報があふれる社会で育ってきた Z 世代といわれる学生たちへの教育は、指導者の当たり前が伝わらず、戸惑いを感じる場面も多くあります。指導者が大切にしてきた価値観の適否を問われることもあり、これからの教育をどのように進めればよいか悩む場面によく遭遇します。

　それでも看護職を目指している学生と学び合う時間は楽しく、人の持つ好奇心はいつの時代も変わらないことを感じます。ですので私は、自分の予測を超えた行動をする学生に出会ったときには、否定をせず、新しい教育の方法を発見するチャンスと捉えて、どうすれば目の前にいる学生の好奇心を刺激できるか考えることを楽しんでいます。

　私がこのように教育を楽しめるようになったのは、シミュレーション教育との出会いがきっかけです。はじめてシミュレーション教育の研修を受けたとき、臨床現場を再現し、失敗してもよい環境のなかで学習者が繰り返し実践しながら学ぶ教育方法に衝撃を受けました。それまでの、教員がデモンストレーションをして学生が模倣する（正解を覚える）教育からの転換に戸惑いながら、試行錯誤を繰り返し、シミュレーションを活用した教育を楽しんできました。

2　臨床現場をイメージする力の育成
──シミュレーション教育と漫画教材の共通点

　臨地実習で医療安全の観点から体験型の経験が減少している一方、学内においては、現場では経験できないことや失敗できる環境で何度も繰

り返し挑戦できるシミュレーション教育が多くの施設で活用されています。特に、新型コロナウイルス感染拡大によって現場での実習ができず学内での代替実習への変更を余儀なくされた期間に、シミュレーション教育の活用は大きな広がりを見せました。また、実習前に失敗できる環境で繰り返し実践することは、臨地実習への不安や緊張を軽減し、学習のパフォーマンスを上げることにつながっています。

シミュレーション教育は、再現された「現場」を経験しながら仲間と共に課題を解決する過程で、知識・技術・態度を身に付けます。現場ですべきことを自分事として捉える学習姿勢が育つ手ごたえも感じることができます。看護職は、多様な現場で自ら考え判断、行動できることが求められるため、基礎教育の段階で自らで動き、そして学ぶという姿勢を身に付けることはとても重要です。

漫画教材は、漫画で再現された現場の状況を読み取り、言語化されない対象者の思いを察する力、微妙な空気を読み取る力を身に付けることができる、机上のシミュレーションだと感じています。また、漫画教材による机上シミュレーションでは、大がかりな機材は必要ありません。ゆえに、限られた授業時間や環境で効果的に活用できることも大きな魅力の1つと考えます。

漫画は、「表情」と「話の流れ」を重視して描かれます。描かれた絵とセリフから、登場人物が、①どのような感情を抱いているか、②置かれた状況がどのように変化するかを読み取り、③その登場人物は何をすべきかを考えることにより、教員が「教える（説明する）」のではなく、学生が自らの興味と関心から能動的に「学ぶ」ことを可能にするのです。

3 本書の構成と特徴

本書は、「看護学教育モデル・コア・カリキュラム——学士課程においてコアとなる看護実践能力」の修得を目指した学習目標をベースに25のストーリーで構成されています。各教育機関の教育目標や授業の到達目標に合わせて、知識だけではない対象者の言葉の裏にある思いを洞察する力や態度を身に付けることが可能です。

また、本書では、漫画と文章（テキスト）で役割が分かれています。漫画には漫画の強みがあり、文章に文章の強みがあります。漫画の部分は、自分の力で察知する能力開発を主目的とし、文章の部分は、言語による解説を理解し、知識を身に付けることを目指しています。本書を手にした学生が漫画のストーリーに触れ、どの場面で何を感じたかについて意見を聞くことは、教員にとっても、豊かで楽しい体験になるのではないでしょうか。学生の感性を刺激するとともに学生の理解を深めるた

めのツールとして捉えると、本書の活用の可能性は大きく広がります。

4　本書の活用方法

　本書は看護学生・看護教員・臨地実習指導者が、それぞれの立場で活用することが可能です。それぞれの活用例を以下に示します。

(1)　学生の自己学習用教材として

　1つは、学生の自己学習での活用です。漫画で示されている、よくある臨床場面に対して、「あなたは、どう考えますか?」という問いを設置し、段階的に理解を深めるための「Step」と、理解のヒントとなる「keyword」が示されています。また、「keyword」に挙げられている用語の解説を中心に、「資料・用語解説」を用意しているので、問いを考えながら関連知識の習得を行うことができます(p.112の授業設計に使える学習の到達目標一覧参照)。

(2)　授業や研修での活用

　2つ目は、授業や研修での活用です。授業では、単元の目標に合わせて25ある漫画から適切なものを選択し、活用することが可能です。具体的には、単元(研修)の目的達成のための漫画を配布し、漫画のなかで起こっていることをまずは個人で読み解いてもらい、状況を考えさせるとよいでしょう。その際、漫画の絵やストーリーで表現されている、人の心の壁(言葉に表現できない思い)を、学生本人が感じ取るまでじっくりと考える時間を与えることが大切です。

　そのあとはグループワークに移行し、各自が読み取った状況を言語化し、メンバー間で語り合うことで、同じ場面を見ても感じ方が異なることを知る機会につなげます。このとき、学生は漫画で現場の疑似体験をしているので、教員はファシリテーターに徹し、解釈の多様性は許容して、漫画の内容を言葉で解説しないようにします。

　講義のなかで現場の様子を教員が話すと、学生は目をキラキラさせて聞くという経験をされている方は多いと思います。これと同様で、まずは漫画の世界に没入させ、漫画で表現されている「人物の表情」や「ストーリー」から、その人の「思い・価値観」や「状況」を読み取るトレーニングを行います。

(3)　看護教員・臨地実習指導者の発想を広げるきっかけとして

　3つ目は、看護教員や臨地実習指導者の教育法の幅を広げるための活用です。教員や指導者の方も、本書の漫画に描かれている場面を疑似体

験することで、授業・演習・実習のさまざまな場面で、意図的に学生と関わるための発想を得ることができると考えます。例えば、第3話「エビデンスと看護──正しい情報はどこにあるの？」（p.30）では、学校で習ったことのない看護技術に学生が戸惑う場面があり、ここを事前に読んでおくと、現場を教材化して、その場で学生との対話を深めることができるのではないでしょうか。

5　授業での具体的な活用
──対話型鑑賞プログラムと問題解決思考トレーニング

　漫画教材は、シミュレーション演習で扱うほど大きなテーマではないけれど、日常の「あれっ？」と思う場面やモヤっとする場面を手軽に授業で展開できるメリットがあります。漫画を使った授業展開として、以下の2つを提案します。

（1）対話型鑑賞プログラム

　1つ目の展開は、対話型鑑賞プログラムの活用です。これは、鑑賞者同士がコミュニケーションを通してアート作品を読み解くことで、作品鑑賞に必要な能力を身に付けるプログラムで、対話型鑑賞を繰り返すことで、観察力、批判的思考力、言語能力、コミュニケーション能力、傾聴力などが習得できるとされています。

　雑誌『看護教育』（64巻4号）の記事を読んだとき、本書にも対話型鑑賞の可能性を感じました。対話型鑑賞の4つのプロセスは、「みる」「考える」「話す」「聴く」であり、「みる」を平仮名にしているのは、目で見るだけでなく、五感を駆使して受け止め、理解を深めて欲しいという願いが込められているという考え方は、看護場面に通じています。そして、記事で紹介されているファシリテーターは、「どこからそう思ったの？」と問うことで、作品に描かれている事実をもとに自分の考えを述べる力が育つと指摘しています。これに対し看護教育の現場では「なぜ？」「どうして？」と、正解を問い学生に緊張を感じさせる場面が多いように感じます。対話型鑑賞で用いられる「どこからそう思ったの？」のように、問いかけ方を少し変えるだけで、問われることへの抵抗感が和らぎ、自由な発想で意見を述べやすくなるのではないでしょうか。

（2）問題解決思考のトレーニング

　2つ目の展開は、シミュレーション演習と同様に「問い」を立てながら、気づいたことやモヤモヤすることに共通言語（ネーミング）を与え、この場面での問題は何かを考え、解決方法を考える問題解決思考のト

レーニングとしての活用です。

　例えば、第2話「認知症の方のニードを考える——相手の立場に立ってみる」（p.26）で使用されているのは、認知症の方が「お茶ください」と繰り返すことへの対応に学生が困っている場面を描いた漫画です。この漫画をシミュレーションの1場面のように考え活用する場合、以下のような問いかけを段階的に行いながら、全体でシェアを行う授業展開が考えられます。

Q1　学生の表情や言動にどのような変化がありましたか？
Q2　学生の変化はなぜ起こったのでしょうか？
Q3　患者さんの表情や言動にどのような変化がありましたか？
Q4　患者さんの変化はなぜ起こったのでしょうか？
Q5　指導者さんの思いは？
Q6　この患者さんのニードは？　対応で心がけることは何でしょうか？

　これらの問いを深めることで、漫画に登場する学生は「時間になればお茶が配られる」という病棟の日課がある、また、「認知症の方は同じ訴えを繰り返す」という思い込みから、対象者の本当のニードに近づけなかったのではないかなどの気づきが得られ、何度も同じ訴えをする方への理解を深めるとともに、学生の立場を客観的に分析し、学生への援助方法を考えるきっかけになるかもしれません。

　本書の漫画を授業で活用するときは、授業設計は基本です。授業の目標に合わせて漫画教材の特性を活かした授業展開を行ってください。本書には、対象者の言動を敏感に感じ取り、言葉の裏に込められた意味を察し、本当のニードをわかりたいと思い、対象者に近づく態度を育てるきっかけとなる場面がちりばめられています。対象者の思いを想像し、その先のケアを考えるトレーニングに活用できると思います。「何を教えたか」の教育ではなく「何を学んだか」が問われる教育において、本書が、難しいと言われる態度の教育に活かされることを期待します。

6. その他、本書の活用で期待できること

（1）学生にとっての利益
　自分と異なる年代の人との会話や、自分が所属するコミュニティ以外でのコミュニケーションの経験が少ない学生にとって、どのような場面でも根拠を持って自分の意見が述べられる力を育成する必要性を感じて

います。本書に掲載されている漫画を、手軽に活用できるシミュレーション教材の1つとして捉え、さまざまな場面に身を置くイメージトレーニングに活用し、イメージする力を養い、対象者への関心を高め、意見を述べる力、また聴く力を身に付けることができると考えています。

(2) 教員・指導者にとっての利益

　学生と一緒に漫画を読み解く時間を持つことで、学生の意見を聞く機会が増え、学生の理解につながるのではないかと考えます。このように、これまでと違った教材を活用してみることは、学生の学習意欲を高める教育を考えるきっかけになるのではないでしょうか。

（参考文献）
高橋優三（編著）：漫画なら64. 漫画による医学教育研究会. 2022.
鈴木有紀：対話型鑑賞で育む生きていくための根っこの力. 看護教育, 64(4), 407-414. 2023.

第 **1** 章
看護業務編

看護学生たちの病棟での実習が始まります！
本章では、看護業務を行うにあたり、学生や新人看護師が抱く疑問や、
直面するさまざまな壁に対する対処方法について考えます。

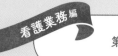

第1話 患者さんとのコミュニケーション
──距離感と尊重の気持ち

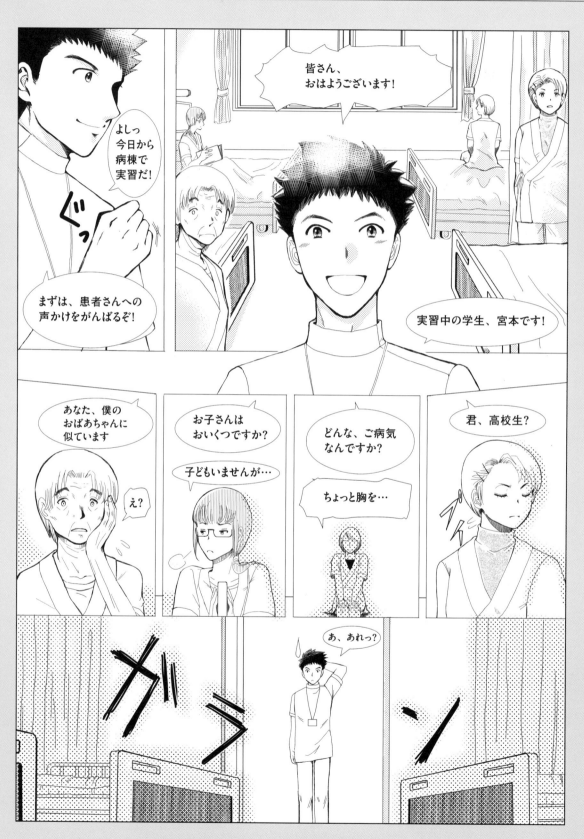

マンガの状況

　今日から病棟での実習が始まります。初めて医療者側として入る病棟、そしてシミュレーションの模擬ではない本当の患者さんを目の前にして、学生は気持ちがたかぶっています。とても張り切っているようですが……。

あなたは、どう考えますか?

　看護師にとって、患者さんと良好な関係を築くことはとても重要なことです。それでは、良好な関係を築くために、どのような態度で接し、どのような声かけをすればよいか考えてみましょう。

STEP1))　学生は、なぜ患者さんたちから敬遠されてしまったのでしょうか。
| keywords |　接遇マナー5原則、接遇スキル、患者情報の取り扱い（p.60）

STEP2))　入院中の患者さんは、看護師にどのようなことを期待しているか想像してみましょう。
| keywords |　ニード、ヘンダーソンの基本的欲求14項目、生活者としての視点

STEP3))　信頼される看護師になるために、どのような態度で患者さんに接する必要があるでしょうか。
| keywords |　傾聴、ペーシング、オープンクエスチョンとクローズドクエスチョン、非言語コミュニケーション（p.28）

こう考えてみよう

　コミュニケーション能力は、看護師にとってとても重要なスキルです。良好な関係が築けていれば、患者さんは体調の変化や看護に対する要望を率直に伝えてくれるでしょう。そのためにはまず、患者さんを、単に病気で苦しんでいる人と捉えるのではなく、それぞれ個別の生活があり、それぞれの事情を抱えながら治療を受けていることを、心に留めるようにします。また、個人的な興味や関心で、患者さんに接することがないように、注意を払うことが大切です。

こんな場面も考えてみよう

　4人部屋の病室で、1人の患者さんから、「あなたは笑顔が素敵なので、元気をもらえる」と言ってもらいました。看護師は嬉しくなり、この病室に行くときはいつも笑顔でいるように心がけていましたが、同室の患者さんから、「何が楽しくていつも笑っているの。こっちは苦しくて大変なのに」と言われてしまいました。この看護師はどのように振る舞うべきだと思いますか。

接遇マナー5原則

　接遇マナーとは目の前にいる人への思いやりの心であり、敬意を示すものである。また、それを表現し相手に伝える技術でもある。「挨拶」「身だしなみ」「表情」「言葉づかい」「態度」は接遇マナーの5原則と言われ、患者・家族と医療者が人間関係を築くために欠かすことができない。

　相手への第一印象は、言葉以外の非言語的な要素でほぼ決まるとも言われており、その場にふさわしい挨拶から始まり、好感を持ってもらえるような身だしなみ、相手が話しやすい言葉づかいと表情で接することは、良好な関係を築く第一歩である。

バージニア・ヘンダーソン

　看護師が有する独自の機能を、著書『看護の基本となるもの』（1960）で明らかにした米国の看護理論家。看護の対象は病人だけでなくあらゆる健康レベルの人であり、必要な体力、意思力、知識が足りないために適切な行動がとれない場合に、不足部分を補う援助をしたり、できるだけ早く自立できるように促したりすることが、看護師の独自の機能であるとした。

ヘンダーソンの基本的欲求14項目

　人間が生存や種の保存のために不可欠な、呼吸、渇き、食欲、睡眠、排泄、運動、苦痛回避などの生理的な欲求を「基本的欲求」と言い、ヘンダーソンは看護の構成要素から基本的欲求を、独自に以下に示す14項目に分類した。身体的欲求から始まり、社会的、心理的、精神的欲求へと進む14項目は、人間が人間らしい生活を営む上で必要かつ共通するものであり、これらを充足するよう対象を援助していくことが、基本的看護であるとした。

①正常に呼吸する。
②適切に飲食する。
③あらゆる排泄経路から排泄する。
④身体の位置を動かし、またよい姿勢を保持する。（歩く、座る、寝る、これらのうちのあるものを他のものへ換える。）
⑤睡眠と休息をとる。
⑥適当な衣類を選び、着脱する。

⑦衣類の調節と環境の調整により、体温を生理的範囲内に維持する。

⑧身体を清潔に保ち、身だしなみを整え、皮膚を保護する。

⑨環境のさまざまな危険因子を避け、また他人を傷害しないようにする。

⑩自分の感情、欲求、恐怖あるいは"気分"を表現して他者とのコミュニケーションをもつ。

⑪自分の信仰に従って礼拝する。

⑫達成感をもたらすような仕事をする。

⑬遊び、あるいはさまざまな種類のレクリエーションに参加する。

⑭正常な発達および健康を導くような学習をし、発見をし、あるいは好奇心を満足させる。

傾聴

看護における傾聴は、相手が発する言葉に隠された感情（喜び、怒り、悲しみなど）や、裏に潜む真の意味を、表情や動作、話し方などの情報も含めて受けとめる聴き方のことであり、単に熱心に聴くことではない。これにより、相手が自分の気持ちや考えを表出できたり、整理できたりする。

ペーシング

視線を合わせ、相手の話すテンポやトーン、言葉づかい、雰囲気、呼吸の状態などを観察し、それに合わせながら、話を聴くこと。これにより相手に、安心感や親密感をもたらし、話がしやすい状況をつくることができる。

オープンクエスチョンとクローズドクエスチョン

聞いたことに対し、答えが「Yes」か「No」になる質問のことをクローズドクエスチョンと言い、答えが「Yes」「No」にならない質問のことをオープンクエスチョンと言う。例えば、オープンクエスチョンは「どんな？」「どのように？」のように問い、クローズドクエスチョンは「○○ですか？」のような問い方になる。

看護では、得たい情報や患者の状態に合わせ、また、答えることが負担にならないように気をつけながら、2つを使い分けることが重要である。

（例）

オープンクエスチョン：「どのようなお通じが出ましたか？」

クローズドクエスチョン：「お通じは出ましたか？」

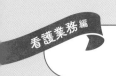

第2話 **認知症の方のニードを考える**
── 相手の立場に立ってみる

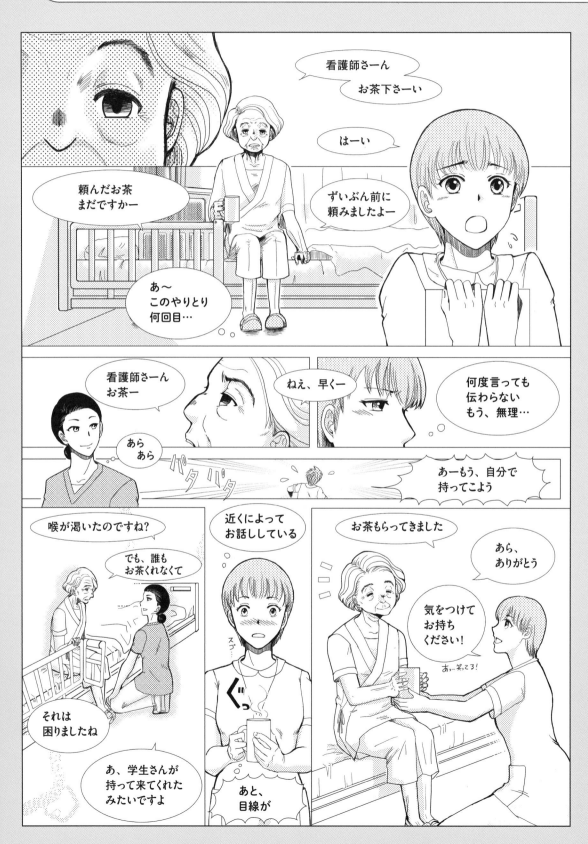

マンガの状況

入院中の高齢患者さん。認知症のため、学生に伝えたお願いをすぐに忘れてしまい、何度も同じことを頼んでいます。学生は、「看護師さんに伝えています」と繰り返し説明しているのですが、わかってもらえず、患者さんは不機嫌に。そして、困っている学生を見かねた指導看護師がとった行動から、学生は何かに気づいたようです。

あなたは、どう考えますか？

認知症の方は、自分が言ったこと、行ったことを忘れてしまい、同じ話や行動を繰り返すことがあります。コミュニケーションがうまく取れずに、医療者と患者さんが互いにイライラして、言い争いになることも。そうならずに、患者さんと良好な関係を築くためにはどうしたらよいでしょうか。

STEP1 認知症の方によくみられる行動について知ろう。

| keywords | 介護拒否、帰宅願望、妄想、暴言、不眠、抑うつ、意欲低下、徘徊、中核症状と周辺症状（BPSD）

STEP2 認知症の方とのコミュニケーションで大切なことは何か考えてみましょう。

| keywords | 表情、視線、声の大きさ、身振り、スキンシップ、非言語コミュニケーション、パーソンセンタードケア、共感、トラベルビーの看護論

こう考えてみよう

認知症の患者さんの物忘れや拒否に対して、高圧的な態度をとったり、諦めて何もしなかったりするのは、医療者としてあってはならないことです。自分の考えを熱心に伝えても、うまく伝わらない……。そんなとき、相手の考えをいったんそのまま受け入れたり、なぜその人がそうしているのか理由を考えたりすると、自分の言動を振り返ることにもつながり、お互いがわかり合えることがあります。認知症の患者さんと接するときも、まずは相手の立場に立って考えることを心がけてみてください。

こんな場面も考えてみよう

同室のAさんとBさんは、2人とも認知症です。その日はAさんがBさんのベッドを自分のベッドだと思い込み、Bさんのベッドで横になっていました。そこにBさんが戻ってきたのですが、Aさんは自分のベッドだと主張し、言い争いになってしまいました。あなたが看護師だったら、どのように対応しますか。

認知症の中核症状と周辺症状（BPSD）

　認知症において、脳の細胞が壊れることや脳の機能が低下することによって、直接的に起こる症状を中核症状と呼ぶ。一方、中核症状によって引き起こされる二次的な症状を「周辺症状」と呼び、BPSD（Behavioral and Psychological Symptoms of Dementia）という略語が使われることもある。

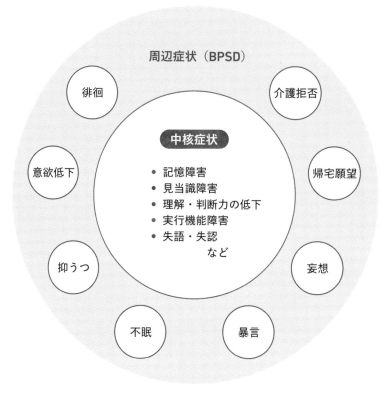

非言語コミュニケーション（ノンバーバルコミュニケーション）

　言葉を使わずに行うコミュニケーションのことで、具体的には「表情」「声の高低」「声量」「視線」「身振り」などを用いて情報の伝達を行う。視覚的要素、聴覚的要素、身体感覚的要素に大別される。一方、言語を用いたコミュニケーションは言語コミュニケーション（バーバルコミュニケーション）と呼ばれる。

表情

　非言語コミュニケーションの1つである表情は、人格、感情、関心の度合いなどの情報を表現することができる。認知機能が低下し、また言葉で苦痛や欲求を十分に表現できない、相手に自分の気持ちがうまく伝えられない状況の患者とのコミュニケーションにおいて、欠かせないツールである。

　なかでも笑顔は、相手に「歓迎」「好意」「安心」などのメッセージを伝えるので、患者とのコミュニケーションのきっかけづくりに有効である。また、視線を合わせることで、あなたの話をきちんと聞いていますという気持ちを伝えることができる。

パーソンセンタードケア（Person-centred Care）

　認知症の人を、1人の人として尊重し、その立場に立って理解し、その人らしさや人間関係の重要性を大切にしたケアを行おうとする考え方。単に患者中心のケアという意味ではなく、イギリスの心理学者トム・キットウッドが提唱したもので、実践方法や評価ツールの開発も進められている。

トラベルビーの看護論

　アメリカの看護理論家であるジョイス・トラベルビーは、著書『人間対人間の看護』（1971）の冒頭で「看護とは、対人関係のプロセスであり、それによって専門実務看護婦は、病気や苦難の体験を予防したり、あるいはそれに立ち向かうように、そして必要なときにはいつでも、それらの体験のなかに意味をみつけだすように、個人や家族、あるいは地域社会を援助するのである」と看護を定義し、全領域に通じる基本的な看護のあり方を論じている。

　そして、看護師と患者の関係でなく人間対人間の関係の確立を目指し、両者の相互作用において「最初の出会い」「同一性（独自の存在であることの認識）の出現」「共感（エンパシー）」「同感（シンパシー）」「ラポールの形成」というプロセスがあるとした。なおラポールとは、安心して意見の交換や感情の表出ができる状態のことである。

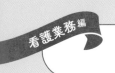

第3話　**エビデンスと看護**
── 正しい情報はどこにあるの？

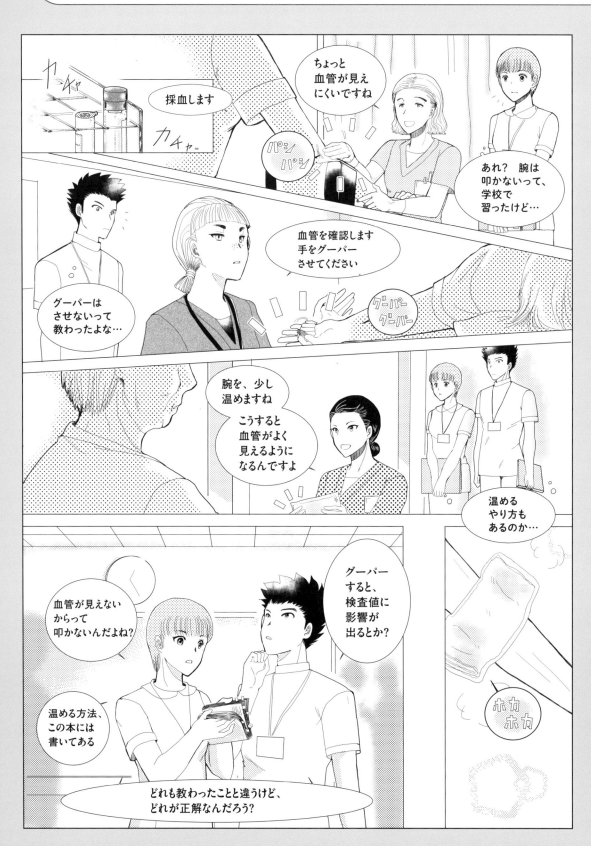

マンガの状況

実習先の病院で、採血に同行している学生たち。血管を見やすくするために、腕を叩いたり、患者さんに手をグーパーさせたり、やる意味はあまりないと教わったことを行っている看護師さんを見かけました。また、教わったことがないやり方を採用している看護師さんもいたりして、ちょっと混乱しています。

あなたは、どう考えますか?

医療の現場では「エビデンスがある治療」「エビデンスに基づく看護」といったように、「エビデンス」という言葉をよく耳にします。このエビデンスとはいったい何なのでしょうか。「エビデンスがある」や「エビデンスに基づく」とは、どういう意味なのでしょうか。

STEP1 》 医療の現場で用いられる「エビデンス」の意味を調べてみよう。

keywords evidence、科学的根拠、医学的根拠、EBM(Evidence-Based Medicine)、エビデンスレベル

STEP2 》 エビデンスのある(に基づいている)治療や看護は、どこで知ることができるのでしょうか。

keywords 診療ガイドライン、国内論文検索サイト(Minds、医中誌Web、CiNii、Google Scholar など)、海外論文検索サイト(PubMed、Cochrane Library、Google Scholar など)

こう考えてみよう

エビデンスは、医学において用いられてきた考え方ですが、近年では看護の実践においてもエビデンスが求められるようになりました。現在は、書籍や雑誌をはじめ、テレビやYouTube、SNSなどのメディアで、医療や健康に関するさまざまな情報が飛び交っています。そのなかには、科学的根拠がない広告としての情報や、科学的根拠に乏しい古い情報が混じっていることもあります。そのような情報を鵜呑みにしないように注意し、日ごろから信用できる情報の収集を心がけましょう。

こんな場面も考えてみよう

褥瘡の処置についてインターネットで調べると、さまざまな手順とドレッシング材が検索され、どの処置が正しいのか、判断に迷ってしまいました。どうすれば、最も適切と思われる処置を選択することができるでしょうか。

EBM 実践の 5 ステップ

論文を検索し、何となくよさそうだというものを採用するのが EBM ではない。EBM を実践するのにあたっては以下の 5 つのステップで行う。
① 診療上の疑問点を明確にする。
② 疑問点を解決する質の高い臨床研究を効率よく検索する。
③ 検索した情報を批判的に吟味し、質をチェックする。
④ その情報の患者への適用を検討する。
⑤ ①から④までのプロセスと患者への適用結果を評価する。

エビデンスレベル

論文に書かれた情報が、どのくらい科学的根拠を有しているのかを示す指標のこと。研究デザインの方法論的な質、妥当性、および治療への適用性などに基づきランクを定め各研究に付される。

診療ガイドライン

診療ガイドラインとは、エビデンスなどに基づいて、最良と考えられる検査や治療法などを提示する文書のこと。診療ガイドラインは、患者と医療者を支援する目的で作成されており、意思決定の際に、判断材料の 1 つとして利用されることがある。また、診療ガイドラインに基づいた検査や治療が行われることによって、診療の質が保たれる。

〔国立研究開発法人国立がん研究センター「標準治療と診療ガイドライン」
https://ganjoho.jp/public/knowledge/guideline/index.html より。2023/4/19 更新、2023/10/5 閲覧〕

EBM の問題点とナラティヴ・ベイスト・メディスン

ナラティヴ・ベイスト・メディスン（NBM：Narrative-Based Medicine）とは、「物語に基づく医療」の意味。患者が語る病いの体験（病気になった理由、経緯、症状、これからどうしたいかなど）について、医療者が聞き、患者との対話を通して問題解決をはかろうとする医療。科学的根拠に基づいた標準的な医療を行っても、患者の満足度が上がらず、医療者のやりがいや達成感も得られにくいというジレンマから生まれた考え方。EBM に対抗するものではなく、互いが補完し合うものとして提唱されている。

主な論文検索サイト

・Minds（マインズ）

http://minds.jcqhc.or.jp

日本医療機能評価機構が実施する医療情報サービス事業で、豊富な診療ガイドラインの情報を提供している。

・医中誌 Web

http://www.jamas.or.jp

医学中央雑誌（国内医学文献の抄録誌）のデータを Web で検索するサービス。基本有料だが、無料体験版もある。

・CiNii

http://ci.nii.ac.jp

国立情報学研究所（NII）が運営する図書、雑誌、学術論文、博士論文などが検索できるデータベースサービス。文献だけでなく研究データやプロジェクト情報など、研究活動に関わる多くの情報を検索できる。無料で利用可能。

・Google Scholar

https://scholar.google.jp/

Google 社が提供する学術論文や学術誌、専門書、要約としての出版物や Web 上の学術資料を検索できる無料の検索エンジン。通常の google 検索との違いは、論文雑誌を発行している出版社や大学、学術 Web サイトのリポジトリ（データベース）から検索を行う点。日本語検索にも対応。

・PubMed

http://www.ncbi.nlm.nih.gov/PubMed

医学・生物学文献データベース MEDLINE の無料検索サイト。

・Cochrane Library

https://www.cochranelibrary.com/?contentLanguage=eng

国際的な非営利団体「Cochrane（コクラン）」が作成している質の高いシステマティック・レビューを検索するサイト。

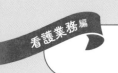

第4話　優秀な電子カルテをどう使う？

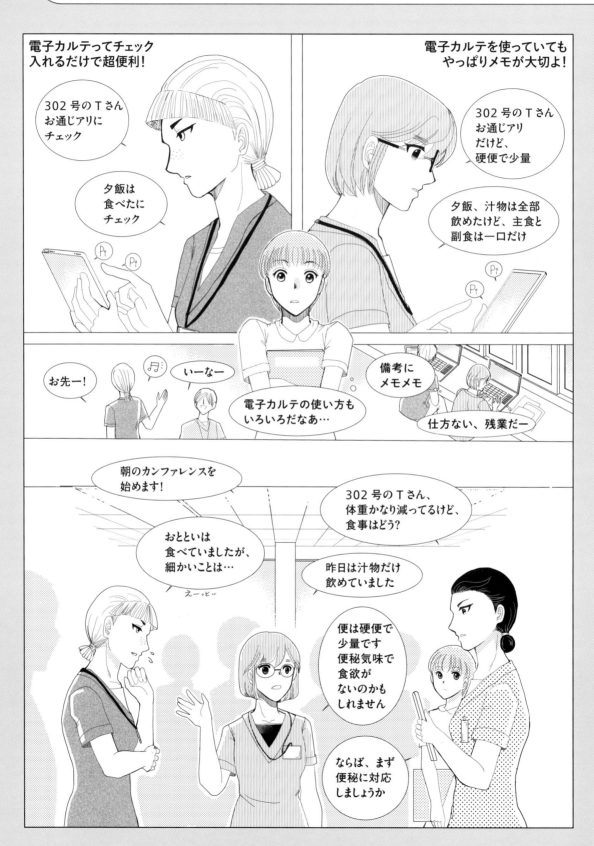

マンガの状況

　電子カルテの機能を生かし、効率的に仕事をこなしているように見える看護師Aさん。一方の看護師Bさんは、排便や食事摂取について細かいところまで記録に残していますが、どうやらいつも残業をしているようです。2人の異なる働き方は、学生の目にはどう映ったのでしょうか。

あなたは、どう考えますか?

　電子カルテは確かに便利ですが、その便利さによってもたらされる弊害もあります。電子カルテのメリットとデメリットを知り、使うときに注意するべきことを考えてみましょう。

STEP1)》 **2人の働き方のよい点と問題点を考えてみよう。**
| keywords | 　記録作成の効率化、ワークライフバランス、患者の客観的情報、クローズドクエスチョン (p.25)

STEP2)》 **電子カルテのメリットとデメリットについて調べてみよう。**
| keywords | 　情報の共有、情報の利用、業務の効率化、業務の標準化、スペースの有効利用、チーム医療、看護の質、コスト、ITスキル

STEP3)》 **看護師の業務において、電子カルテ使用の有無にかかわらず、大切なことは何か考えてみよう。**
| keywords | 　多職種間のコミュニケーション、アセスメント、対話による情報、患者の主観的情報、オープンクエスチョン (p.25)

こう考えてみよう

　電子カルテを使えば記録作成の手間は減り、多職種間で患者さんの状態が把握できるので、検査や会計が迅速になるなどのメリットがあります。職員のワークライフバランスの向上にもよい影響があるでしょう。一方、コストの問題や、使い方をマスターするのに時間がかかるなどのデメリットもあります。

　また、マンガの場面のように、電子カルテを埋めることだけが業務となり、本来共有するべき患者さんの状態を聞けていないということも起こり得ます。看護の基本はアセスメント(情報、分析、評価)です。使う道具やシステムが変わっても、この基本は忘れないようにしましょう。

こんな場面も考えてみよう

　災害により停電が発生しました。電子カルテはどうなってしまうのでしょうか。

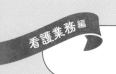

第5話　それって本当に安全のためですか？

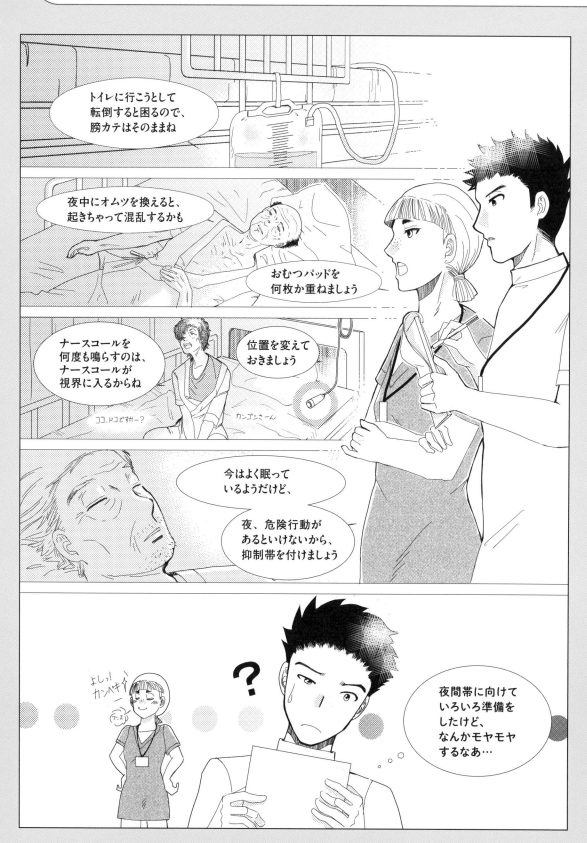

トイレに行こうとして
転倒すると困るので、
膀カテはそのままね

夜中にオムツを換えると、
起きちゃって混乱するかも

おむつパッドを
何枚か重ねましょう

ナースコールを
何度も鳴らすのは、
ナースコールが
視界に入るからね

位置を変えて
おきましょう

ココ、ドコですガー？

カンゴシさーん

今はよく眠って
いるようだけど、

夜、危険行動が
あるといけないから、
抑制帯を付けましょう

よしっ！
カンペキ☆

アセス

夜間帯に向けて
いろいろ準備を
したけど、
なんかモヤモヤ
するなあ…

マンがの状況

　夕方の引継ぎ時間帯、夜勤の看護師が受け持ち患者さんの様子を学生と見て回っています。膀胱留置カテーテルの継続、おむつパッドの重ね敷き、ナースコールの位置の変更や抑制帯の装着についても検討しています。看護師はそれぞれの判断について理由を説明していますが、学生は腑に落ちていないようです……。

あなたは、どう考えますか?

　この看護師は、夜間に患者さんに危険が及ばないようにするという理由で、身体的自由を狭める対応を行う判断をしています。これらの判断は正しいと言えるでしょうか。また、患者さんにとってよい看護と言えるでしょうか。

（**STEP1**）)) 1人の考えで行動することの危うさと対処法について知ろう。

| keywords | 独断的思考、独断的推論、クリティカル・シンキング

（**STEP2**）)) 看護を行うとき、正確性、安全性の他に、どのようなことに気をつける必要があるか考えてみよう。

| keywords | 患者の安楽、患者の尊厳、価値観の尊重、看護師自身の健康、セルフ・コンパッション

こう考えてみよう

　自分の考えが標準的で正しいものと思い込んでいる医療者が少なからず存在します。そして思い込み型の人は、他人からの指摘をなかなか受け入れません。自分の考えが必ずしも正しいものではないと内省することの重要性を、学生時代から身に付けておくことが大切です。まずは疑問に思うこと、そして疑問に思ったことはそのまま放置せず、教員や指導者に尋ねること、そして自分でも文献にあたってみるという習慣を付けましょう。

　また、よい看護を行うためには、看護師自身が健康でなければなりません。問題を1人で抱えるようなことはせず、そして患者さんをいたわるように、自分をいたわること(セルフ・コンパッション)ができるようになりましょう。

こんな場面も考えてみよう

　浴室と病室とが近いからと、素足のまま、患者さんを車いすで移動している看護師を見かけました。足先の処置があるからと、その看護師は車いすからベッドに移乗する際も、スリッパを履かせていませんでした。この行為についてどう思いますか。

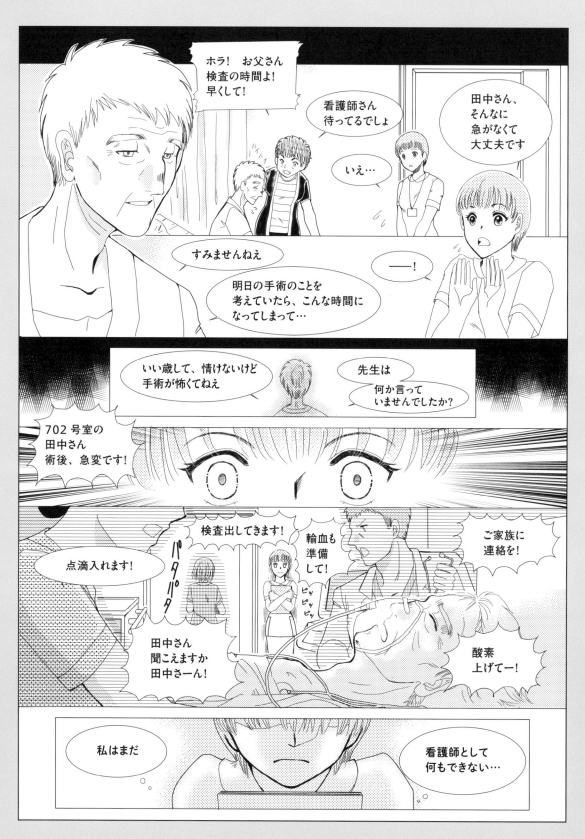

第6話　患者さんに何もしてあげられない苦悩
——急性期病棟にて

マンガの状況

　大きな手術を控えた患者さん、普段から体が思うように動かず大変そうです。周りに迷惑をかけているんじゃないかと、遠慮しているようにも見えます。手術前日、患者さんは、手術への不安を口にしますが、学生は何と答えてよいかわからず。そして、手術が終わり病室へ戻ってきたときに容態が急変、急いで医師が駆けつけますが……。学生は自分の無力さに大きなショックを受けています。

あなたは、どう考えますか?

　急性期、特に術後の予断を許さない患者さんの様子、そして病棟の緊迫感は、学生の想像を大きく超えており、学生は何もできず、ただ立ちすくむという状況がよく起こります。では、そのような現場から、学生は何を学べばよいのでしょうか。

STEP1 》》急性期病棟には、　どのような患者さんが入院しているのだろう。

| keywords | 生命の危機、手術適応、4つの医療機能（高度急性期機能、急性期機能、回復期機能、慢性期機能）

STEP2 》》手術前の患者さんが抱く不安について知ろう。

| keywords | 手術時間、痛み、麻酔は本当に効くのか、終わったあと苦しくないか、傷は残るか、術後合併症、ムーアの分類、術前訪問

STEP3 》》手術室の医療チームはどのようなメンバーで構成されるのか。また、それぞれの役割について調べてみましょう。

| keywords | 手術室看護師、外科医、麻酔科医、臨床工学技士、診療放射線技師

こう考えてみよう

　急性期病棟では、主に周手術期や救急搬送されてきた患者さんを受け入れています。学生は、生命の危機にある患者さんに対し、刻々と変化する状況のなかで看護を行うことの難しさを感じることでしょう。一方、それはやりがいを感じる場面でもあります。患者さんの気持ちを理解することの大切さ、また医療は1人で行うものではないことを、肌で感じる機会と考えてはどうでしょうか。

こんな場面も考えてみよう

　意識障害を起こし緊急入院となった糖尿病患者さん。学生が、血糖コントロールのために病室へ行くと、「今日は誕生日だからケーキを持ってきてもらったんだ。看護師さんには内緒だけどね」と嬉しそうに話をしてくれました。学生は、危ないと感じながらも、どう言ってよいかわからず、困ってしまいました。

第7話　緩和ケア病棟での家族看護

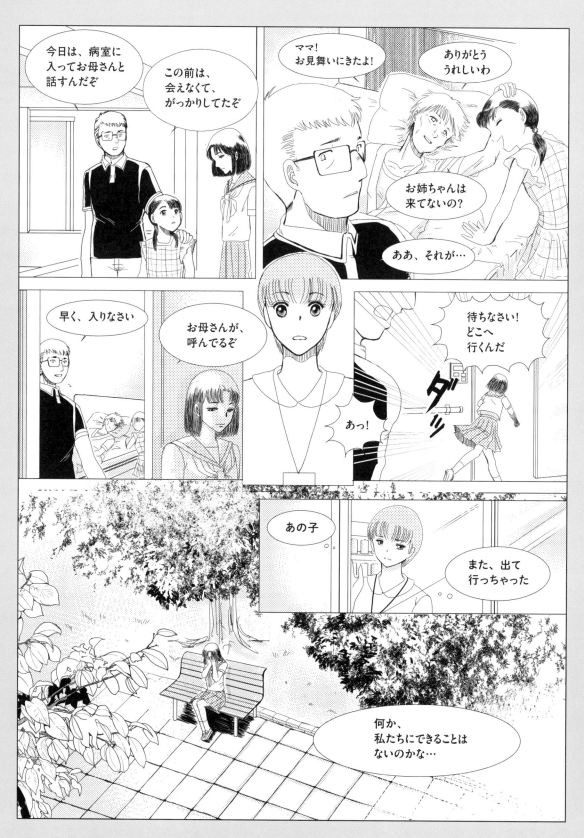

マンガの状況

　45歳女性、子宮がん末期。夫47歳、長女16歳、次女8歳の4人家族。2年前に子宮がんと診断され手術、化学療法を行っていましたが、半年前に肺への遠隔転移を認め、肝臓、骨盤や腹部リンパ節転移もあり、緩和ケア病棟への入院となる。現在は、骨転移による痛みが現れ、歩行困難となり1か月前よりモルヒネの持続皮下注射が開始され、ベッド上で臥床する生活となっています。

あなたは、どう考えますか?

　家族3人の患者に対する思いの違いを踏まえ、この家族に対して看護師ができることは何か考えてみよう。

> **STEP1** 夫、長女、次女の患者に対する思い、また患者の病状に対する理解にはどのような差があるか考えてみよう。
> | keywords | 子どもの発達段階、悲嘆の表現、予期悲嘆、死の普遍性の理解度

> **STEP2** 患者さん個人へのケアだけでなく、患者さんを含めたこの家族に看護師ができることは何か考えてみましょう。
> | keywords | 家族看護、家族アセスメント、緩和ケア、看取り

> **STEP3** 患者さんが亡くなったあと、夫、長女、次女は、それぞれどんな思いを抱くか想像してみましょう。また、患者さんの死後、看護師にはどんな役割があるか考えてみましょう。
> | keywords | 悲嘆のプロセス、家族機能の変調、グリーフケア、エンゼルケア

こう考えてみよう

　看護師は、患者さんだけでなくその家族を含めて支援する必要がある場面に度々遭遇します。家族を含めた対象に行う看護を家族看護と呼び、実践の目的は「家族が家族自身の力で、現在起こっている出来事に対処していけるように支援すること」です。実践にあたり大切なのは①個々のナラティヴを理解すること、②個々同士の関係性を理解すること、③全体を俯瞰してみることなどがあります。

こんな場面も考えてみよう

　早くに夫を亡くし、娘と2人で生活してきた認知症の患者さん。娘は周りの手は借りずに自分1人で介護すると言っていますが、患者さんの衛生状態は悪く、自宅を訪問した看護師は困っています。

緩和ケアの定義（WHO 2002 の定訳）

　緩和ケアとは、生命を脅かす病に関連する問題に直面している患者とその家族の QOL を、痛みやその他の身体的・心理社会的・スピリチュアルな問題を早期に見出し的確に評価を行い対応することで、苦痛を予防し和らげることを通して向上させるアプローチである。

（緩和ケアは）

・痛みやその他のつらい症状を和らげる。
・生命を肯定し、死にゆくことを自然な過程と捉える。
・死を早めようとしたり遅らせようとしたりするものではない。
・心理的およびスピリチュアルなケアを含む。
・患者が最期までできる限り能動的に生きられるように支援する体制を提供する。
・患者の病の間も死別後も、家族が対処していけるように支援する体制を提供する。
・患者と家族のニーズに応えるためにチームアプローチを活用し、必要に応じて死別後のカウンセリングも行う。
・QOL を高める。さらに、病の経過にも良い影響を及ぼす可能性がある。
・病の早い時期から化学療法や放射線療法などの生存期間の延長を意図して行われる治療と組み合わせて適応でき、つらい合併症をよりよく理解し対処するための精査も含む。

がんの治療と緩和ケアの関係

　緩和ケアは、がんの治療ができなくなってから始めるものではなく、がんと診断されたときから、「つらさを和らげる＝緩和ケア」を始めることが大切とされている。

（時系列で見た緩和ケア）

がん治療　　　緩和ケア　　死別ケア

診断　――――――――――――→　死亡　――――――→

悲嘆のプロセスの 12 段階（A. デーケン）

　デーケンは、大切な人の死を体験する、あるいはその人の死を予期したときに生じる情緒的反応を悲嘆のプロセスとし、12 の段階があるとした。

1　精神的打撃と麻痺状態
2　否認（別れ、喪失を受け入れられない）
3　パニック
4　怒りと不当感（なぜ私が？）
5　敵意とうらみ
6　罪責感（後悔）
7　空想形成ないし幻想
8　孤独感と抑うつ
9　精神的混乱と無関心
10　あきらめ→受容
11　新しい希望（ユーモアと笑いの再発見）
12　立ち直りの段階（新しいアイデンティティの誕生）

※悲嘆を体験する人すべてがこの 12 段階を通るわけではなく、また、この順序通りに進行するとは限らない。

グリーフケア

　大切な人を失った、あるいは愛情や依存の対象を失ったときに起きる感情的・身体的反応を悲嘆（グリーフ）と呼び、グリーフケアは、この悲嘆を乗り越え現実を受け入れていく人たち（遺族）に寄り添い、援助していくこと。看護の場面では、終末期から死亡後までの幅広いケアを含む。

エンゼルケア

　亡くなった患者さんの身体の変化を整え、全身をきれいに保ち、生前のその人らしい容貌となるよう死化粧を施すといった、死後の処置のこと。家族と共に行うエンゼルケアは、グリーフケアの意味も持つ。

ナラティヴ

　患者・家族・医療者、ケアされる人・する人たちが、病気や治療についてそれぞれが抱く思いや価値観を自分の言葉として語ること。また、その語りそのもの。ナラティヴは 1 人 1 人異なり、多面的な現実が描き出される。

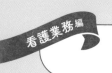
第8話 **右片麻痺患者さんへの食事介助**
—— 何をどこまで整えるか

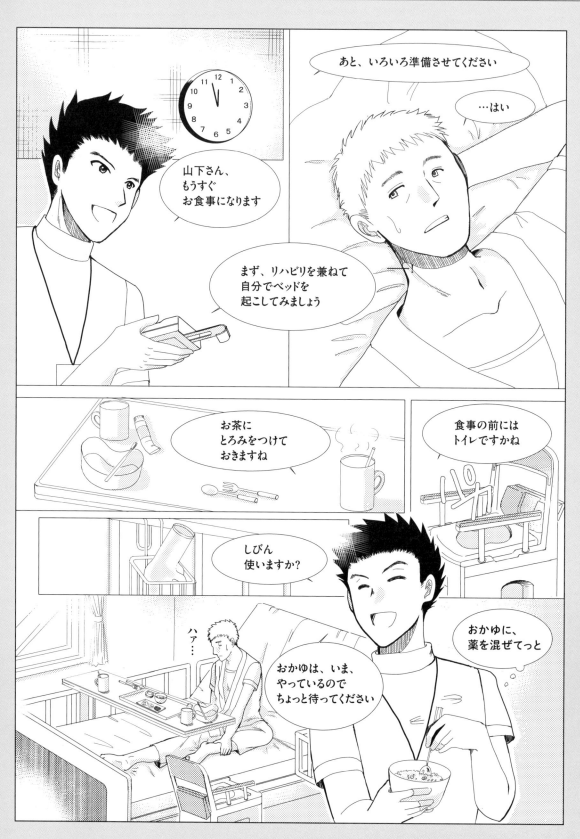

あと、いろいろ準備させてください

…はい

山下さん、
もうすぐ
お食事になります

まず、リハビリを兼ねて
自分でベッドを
起こしてみましょう

お茶に
とろみをつけて
おきますね

食事の前には
トイレですかね

しびん
使いますか?

ハァ…

おかゆは、いま、
やっているので
ちょっと待ってください

おかゆに、
薬を混ぜてっと

脳梗塞を発症し、入院中の患者さん。右片麻痺となり、食事の介助が必要になっています。昼食は12時に配膳されます。学生は、患者さんの負担にならないようにと、いろいろと準備をしていますが、なぜか患者さんはため息をついています。

あなたは、どう考えますか?

なぜ、この患者さんの表情はさえないのでしょうか。あなたなら、食事前にどのような準備をするか、その根拠も併せて考えてみましょう。

STEP1 患者さんの表情は、どうしてさえないのでしょうか。その理由を考えてみましょう。

| keywords | 自己効力感、自尊感情、患者のニーズ、看護師としての基本姿勢と態度

STEP2 それでは、STEP1を踏まえて、あなたならどのような準備をするか考えてみましょう。

| keywords | セルフケア能力、日常生活動作（ADL）

STEP3 食事以外の日常生活動作にはどのようなものがあり、それに対してどのような準備をすればよいか考えてみましょう。

| keywords | 基本的日常生活動作、手段的日常生活動作、転倒、誤嚥、熱中症、ヒートショック

こう考えてみよう

看護を行う際、常に頭に入れておかなければいけないことは、患者さんの自己効力感（p.89）を引き出し、自尊感情を高め、セルフケア能力の獲得に前向きになってもらうことです。そのためには、援助をし過ぎないという観点がとても重要になってきます。

こんな場面も考えてみよう

マンガの食事介助の例で、この患者さんは一人暮らしで、家がスーパーから遠いことが判明しました。退院後の生活までを見据え、さらにどのような関わりができるか考えてみよう。

第9話　リハビリ期の患者心理

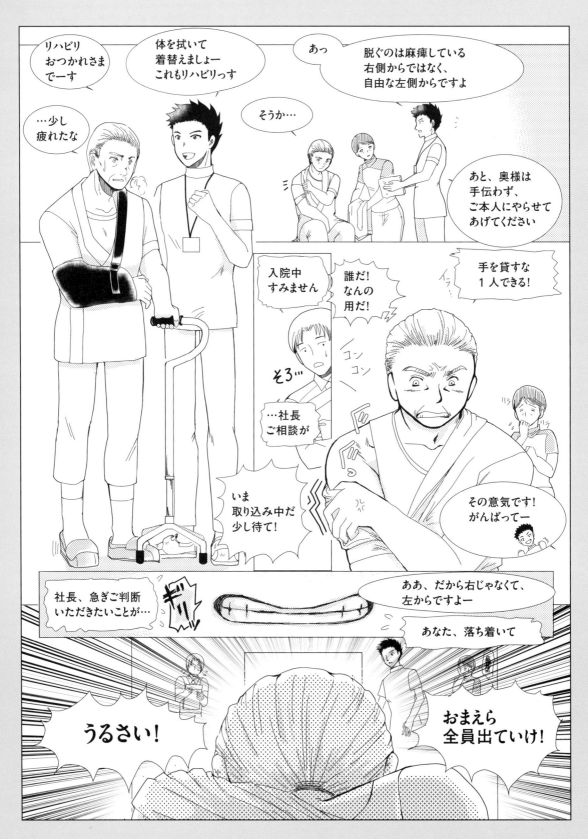

マンガの状況

　脳梗塞で体の右側に不全麻痺が残ってしまった患者さん。家族と日々リハビリをがんばっています。この患者さんは会社の社長さんのようです。ある日、リハビリ中の患者さんのもとへ、会社の社員が仕事の相談に訪れました。

あなたは、どう考えますか？

　この患者さんは脳梗塞の急性期から回復し、歩行や更衣のリハビリを始めています。ですが、このリハビリはまだ始まったばかりで、歩行では疲労が強く、また、原則通りに更衣を行うことができません。社長でもあるこの患者さんに対し、学生は、どのように向き合い、どのような声かけができるとよいでしょう。

STEP1 》なぜ、この患者さんは怒鳴ったのでしょうか。その原因を考えてみよう。
keywords 　患者の社会的役割、自己概念、患者の性格、声かけの仕方
STEP2 》リハビリテーションの段階と種類について理解しよう。
keywords 　急性期のリハ、回復期のリハ、維持期のリハ、終末期のリハ、疾患別のリハ
STEP3 》患者の気持ちや状況を捉えて、どのような声かけをすればよいか、具体的に考えてみよう。
keywords 　ビッグワードの回避、発達課題、自己効力感（p.89参照）、ボディイメージの変化、ストレスコーピング

こう考えてみよう

　「更衣は患側<ruby>患側<rt>かんそく</rt></ruby>からではなく健側<ruby>健側<rt>けんそく</rt></ruby>から行う」。これは、教科書にも書いてある原則で、この通りに行えば上手くいくことが多いでしょう。しかし、回復の程度や個人の身体的特徴が影響して、この方法でいつも上手くいくとは限りません。そのようなときは、原則や正論を押し通すのではなく、患者さんそれぞれに合わせた対応、声かけが必要です。

　また、「がんばってください」「もう少し」などの抽象抽な言葉はビッグワードとも呼ばれ、自分の意図が相手に上手く伝わらないことがあります。ただ褒めるのではなく、がんばりを認める声かけを心がけるとよいでしょう。

こんな場面も考えてみよう

　リハビリテーションの時期（急性期、回復期、維持期）における患者の心理を捉え、それぞれの時期に適した声かけについて考えてみよう。

リハビリテーションの4つのステージ

急性期リハビリテーション
・生じる可能性がある障害を予防する
・生命の危機状態にある患者の尊厳の擁護
・主に急性期病棟で行われる

回復期リハビリテーション
・生活の再構築を目的として行う
・障害と向き合う患者・家族の心のケア
・主にリハビリテーション病棟、一般病棟、外来、在宅で行われる

生活期リハビリテーション
・在宅や地域社会で必要とされる身体機能の維持と拡大
・障害を抱えながら地域で生活することへの支援
・主に在宅、地域の医療・介護施設で行われる

終末期リハビリテーション
・尊厳が維持された生活を送るための支援
・苦痛の緩和
・主に在宅、緩和ケアの病棟で行われる

〔原三紀子：A 経過別リハビリテーション看護. 系統看護学講座 別巻 リハビリテーション看護 第7版. P. 55, 図 5-1. 医学書院. 2023. を一部改変〕

ビッグワード

　具体的でなく、聞き手によりさまざまな解釈が生じる言葉のこと。発信者の意図が相手に伝わらず、誤解や勘違いが起きやすく、この言葉が原因で、大きなトラブルに発展する可能性もある。患者との会話のみならず、医療者間の会話においても、ビッグワードの使用は避ける必要がある。

(例)「あれ、お願いね」「ちゃんとやって」「できるだけ早めにお願いします」「元気ですか」「がんばってください」など。

発達課題

　教育学者のハヴィガーストが提唱した概念。生涯における発達の段階を、①幼児期・早期児童期（0〜6歳）、②中期児童期（6〜12歳）、青年期（12〜18歳）、早期成人期（18〜30歳）、中年期（30〜60歳）、老年期（60歳〜）に分け、それぞれの発達段階で学び達成しなければならない課題を発達課題と呼ぶ。発達課題は、身体的成熟と技能、社会・文化的規定、個人の価値感などから生じるとされる。

　例えば、老年期の発達課題として「肉体的な強さと健康の衰退に適応すること」「肉体的生活を満足におくれるよう準備態勢を確立すること」などがある。なお、それぞれの課題は、社会的環境に強く影響を受けるため、時代の変化に伴い発達課題は変化していくものと考えられる。

ボディイメージ

　自分の身体について、自身がどのように捉えているか（ポジティブあるいはネガティブな感情など）、その人自身がもつイメージのこと。それは、その人らしさであり、行動に一貫性をもたせることに繋がっている。
疾患やその治療により、身体の見た目や機能が変化した場合、それらを統合して新たなイメージに置き換えていく作業が必要となるが、それには苦痛やエネルギーを要し、大きなストレスや混乱をもたらすことがある。患者の自己評価や自尊感情を回復させ高めるためにも、ボディイメージの変化を受け入れ、適応を促す援助が大切になる。

ストレスコーピング

　ある刺激を受けたとき、この刺激は自分にとって有害である、もしくは好ましいものではないと判断した場合に、それに見合った対応をとり、コントロールしようとすること（コーピング）。同じ刺激でも感じ方は人それぞれで、また、同じ人であっても、状況によって有害か否かの判断は異なる。

　刺激への対処行動は、行動の目的や様式によって、①問題そのものを解決していくことを目的とする問題中心型、②心理的負担を軽くするために問題の意味を変容・調整していく情動中心型、③問題と距離を置き発散させるストレス解消型などに分類される。

第10話 患者さんから連絡先を聞かれたら？

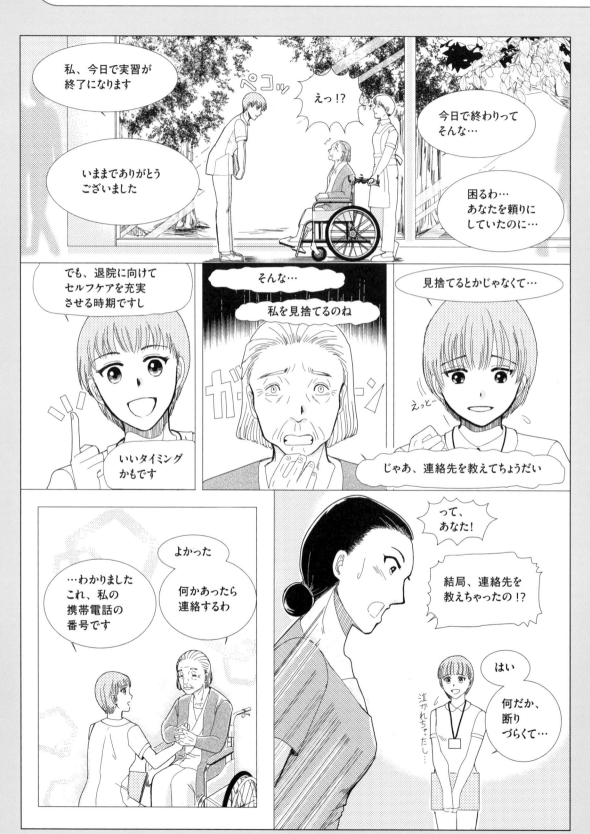

マンガの状況

病棟での実習最終日、学生が、担当した患者さんにお別れの挨拶をしています。学生は、この患者さんの歩行介助を担当していて、患者さんは学生をとても頼りにしていたようです。ですが、別れ際に「見捨てないで」と泣かれてしまい、学生は思わず自分の連絡先を教えてしまいました。

あなたは、どう考えますか?

純真でひたむきな学生との関わりを楽しみにしている患者さんもいます。別れに際に、寂しさや孤独感を感じ、感情的になり泣かれてしまうことも。そんなとき、どのように対応すればよいでしょうか。

STEP1 この学生の行動を、皆さんはどう思いますか。連絡先を教えると、どのようなことが起こり得るでしょうか。

keywords お礼の贈与、個人的な医療相談、他のスタッフへの迷惑

STEP2 患者さんとの関係を専門職の心得から考えてみよう。患者さんと専門職の境界はどこに置くべきなのでしょうか。

keywords 専門家とクライアント、自家診療の問題点、恋愛、贈答品の授受

STEP3 実際にどうやって断ればよいか考えてみよう。

keywords はっきりと NO の意思を示す、病院の決まりだから、病院の連絡先を教える、周りに相談する

こう考えてみよう

個人的な親密さで連絡先を交換するプライベートな関わりとは違い、看護師は多くの不特定の患者さんと接する立場であることをよく理解しましょう。どんなことがあっても、勝手に連絡先を交換しないという原則でよいと思います。

連絡先の交換で、その場は丸くおさまったとしても、のちの問題のタネとなります。リスクを事前に回避するというのは看護師にとって重要な能力です。それは自分を守り、そして患者さんを守るための能力です。

こんな場面も考えてみよう

実習中に患者さんに対して恋愛感情を持ってしまった。そんなとき、どのように行動するべきでしょうか。また、実習中に他の医療職から好意を寄せられたとき、どのように対応すればよいでしょうか。

第 **2** 章

教育・研究編

病棟では、通常の看護業務だけでなく、
委員会活動や講習・研修会への参加、また看護研究など、
そのほかの仕事も数多く存在します。
本章では、そのような仕事への取り組み方と
看護師が業務上知り得る患者情報の取り扱いについて考えます。

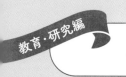

第11話　**研修にはいきません、委員会もいたしません**

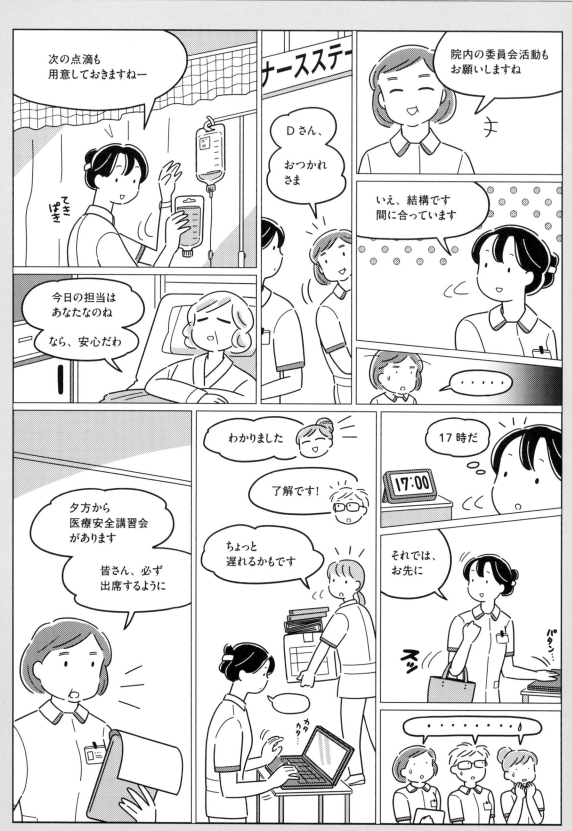

マンガの状況

　看護を手際よく行い、患者さんから厚い信頼を得ている中堅看護師Dさん。しかし、病院の委員会活動には参加せず、講習会も不要として欠席し、他のスタッフが忙しそうにしていても定時に帰宅してしまいます。看護業務以外には関与しない姿勢を貫くDさんに、周囲は唖然としています。

あなたは、どう考えますか?

　経験のあるDさんであれば通常の看護業務は、1人でこなせるかもしれません。ですが、看護師は担当患者さんの看護だけを行っていればよいのでしょうか。看護師が専門職として持っておかなければならない価値観と態度(プロフェッショナリズム)について考えてみましょう。

> **STEP1**)) プロフェッショナル、プロフェッショナリズムとは、どのようなことを指しているのだろう。その仕事をして報酬が得られれば、その仕事のプロフェッショナルで、プロフェッショナリズムを持っているということなのだろうか?
>
> | keywords | プロフェッション(Profession)、プロフェッショナル(Professional)、プロフェッショナリズム(Professionalism)、専門性、職業倫理
>
> **STEP2**)) 医師、看護師のように医療に携わる人に求められるプロフェッショナリズムにはどのような要素があるか、文献を検索して調べてみよう(p.33)。

こう考えてみよう

　プロフェッショナリズムとは、一般的には、プロフェッションと呼ばれる職業に従事する人(プロフェッショナル)が有すべき態度のことを指します。求められる要素はプロフェッションごとにさまざまですが、看護師のプロフェッショナリズムとしてよく挙げられるものに、ケアリング(患者に寄り添い、苦悩を理解し、個別のケアが提供できること)、多職種協働、経験からの学習、学び続けようとする態度があります。Dさんは、ケアリングについては実践できているようですが、他のことについては、実践できているとは言えなさそうです。

こんな場面も考えてみよう

　病院内の講習・研修のほかに、看護師が自ら勉強をする機会にはどのような場があるか調べてみよう。

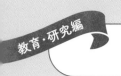

第12話　**看護研究ってやる必要あるの？**

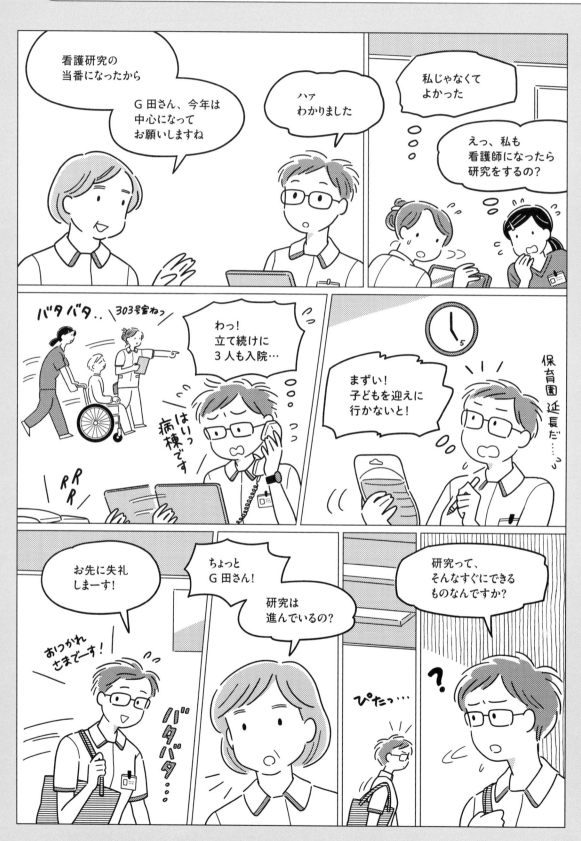

マンガの状況

今年はこの病棟が看護研究を行うことになり、G田さんがリーダーに指名されました。子育て中で忙しいG田さんは、戸惑いながらも引き受けることに。しかし、研究テーマが思い浮かびません。病棟では入院患者が増え、毎日の業務をこなすだけで精いっぱいです。この日は、子どものお迎えに行く直前に、師長から研究の進捗を問われ、思わず言い返してしまいました。

あなたは、どう考えますか?

リーダーに指名されたG田さんは、毎日の業務と子育てで忙しく、看護研究に時間を充てられません。そもそもなぜ、病棟の看護師が研究を行う必要があるのでしょうか。研究を行うことに、どのようなメリットがあるのでしょうか。

STEP1)) 看護師にとって研究がなぜ必要か考えてみよう。

| keywords | 看護の発展、看護の質の向上、業務改善、実践している看護の評価、科学的な視点

STEP2)) 研究テーマは、どのように決めればよいか考えてみよう。

| keywords | 先行研究、クリニカルクエスチョン、文献レビュー（文献検討）、PICO、リサーチクエスチョン

STEP3)) 研究の進め方について考えてみよう。

| keywords | 研究デザイン（質的研究・量的研究）、研究計画書、看護研究の構成要素、研究成果、学会発表

こう考えてみよう

看護師の重要な役割として、患者の状態のアセスメントがあります。そして、アセスメントの結果から、医師や医療チームに、処置の選択の相談をする機会があります。そのようなとき、看護師の頭になかに入っている知識と、最新の文献にアクセスできる能力が大いに役立ちます。臨床研究を行うことによって、日々の業務に有用な知識と検索能力を養うことができます。つまり、研究は臨床に生かすために行うのです。また、チームで研究を行うことにより、医療チームのチームワーク形成に繋がります。

こんな場面も考えてみよう

まんがのG田さんの負担を減らすために、チームのメンバーはどのようなことができるでしょうか。

看護研究のステップ（例）

看護研究のステップには、さまざまな考え方がある。以下に1例を示す。

1 研究の動機付け（クリニカルクエスチョンを探す）
2 文献レビューを行う
3 研究で明らかにすることを決定する（リサーチクエスチョンの明確化）
4 研究デザインを決定する
5 研究計画書を作成する
6 倫理委員会の承認を受ける
7 研究を実施する（予備調査・データ収集・分析など）
8 研究成果を発表する（学会発表・学術論文）

クリニカルクエスチョンとリサーチクエスチョン

クリニカルクエスチョンは臨床疑問とも呼ばれ、臨床を行うなかで生じた疑問のこと。例えば、「なぜ目線を低くすると認知症の方とコミュニケーションがとりやすくなるのか？」「電子カルテと紙のカルテでは結局どっちが使いやすいのか？」など。一方、リサーチクエスチョンは研究疑問のことで、研究によって明らかにしたい疑問（課題）のこと。テーマの決定では、クリニカルクエスチョンを構造化し、リサーチクエスチョンに落とし込む作業が重要になる。

PICO（ピコ）

P（Patients：対象となる患者に）、I（Intervention：どのような介入をしたら）、C（Comparison：比較対象と比べて）、O（Outcome：結果はどうなるか）のことで、研究テーマの整理によく用いられる考え方。上記の「なぜ目線を低くすると認知症の方とコミュニケーションがとりやすくなるのか？」を例にとると、P：認知症患者さんに、I：目線を高くして話しかけたら、C：目線を低くしたときと比べて、O：結果はどうなるか、のように構造化ができる。

文献レビュー（文献検討）

自分の研究テーマに関係する先行研究を検索し、分析してまとめること。

文献レビューを行う目的として、①研究テーマに関する知識を増やす、②研究成果をどのレベルに設定するか判断する、③研究方法・研究デザインを選択する、などが挙げられる。

研究デザイン（質的研究と量的研究）

　研究デザインとは「どのような方法で、どのようなデータを収集し、どのような手法で分析するか」のような、研究の大枠のこと。看護研究で用いられる研究デザインには、大きく分けて質的研究と量的研究がある。

質的研究

　対象者によって語られたり、書かれたりした言葉をデータとして分析する研究法。対象者の経験や生活世界を客観的に理解することに適している。よって、少数のデータから、新しい解釈や理論を導くような研究に多く用いられる。データの収集には、主に面接（インタビュー）が用いられる。

量的研究

　数量的なデータを収集し、統計手法を用いて変数間の関係を明らかにする研究法。仮説を設定しそれの検証を目的とする研究に多く用いられる。看護研究では、アンケート調査にてデータの収集を行うことが多い。

倫理委員会

　倫理委員会は、研究者が遵守すべき倫理的な規定を確認し、被験者の尊厳と安全を保護する役割を果たす。日本国内においては、厚生労働省によって「臨床研究に関する倫理指針」（https://www.mhlw.go.jp/general/seido/kousei/i-kenkyu/rinri/0504sisin.html）が定められており、研究者や臨床研究機関はこれを参照し研究を進めている。

学会発表のしかた

　研究成果の発表には、学会で発表する方法と、論文を専門誌上で発表する方法がある。学会発表には口述発表とポスター発表の2つの形式があり、口述発表はPowerPointなどで作成したスライドを用いて、会場に集まった人に口頭で説明を行う形式で、ポスター発表は、A0（84.1cm×118.9cm）サイズのような大きな紙に研究の概要をまとめ（ポスター）、ポスターを学会の会場に掲示し、そのポスターの前で発表を行う形式。

第13話 患者情報の取り扱い──あなたの意識は大丈夫?

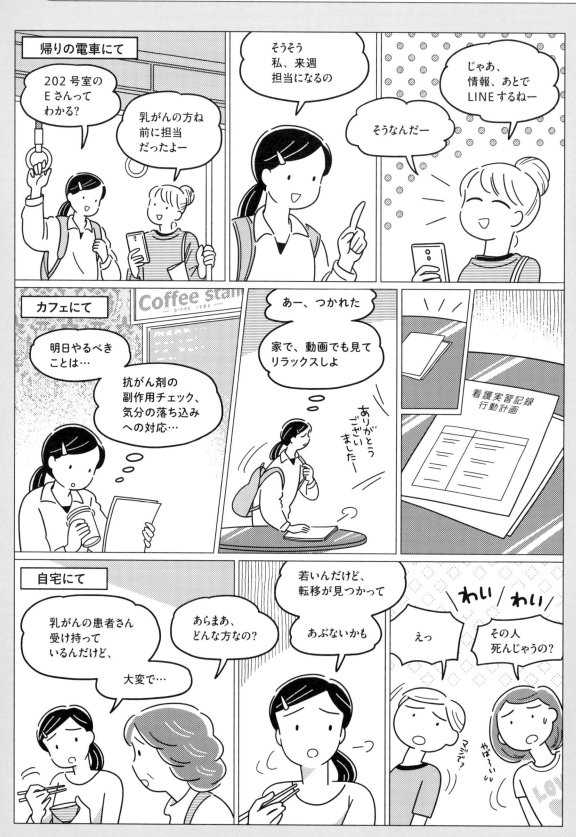

マンガの状況

実習で乳がんの患者さんを担当することになった学生。LINE で、仲間と患者情報を共有しています。他にも、実習記録を立ち寄ったカフェに忘れたり、夕飯のときに、家族に患者さんの様子を話したりしています。大丈夫でしょうか……。

あなたは、どう考えますか?

患者情報の取り扱いについて、まず原則を知り、そのうえで具体的に気をつけなければいけないことを考えてみよう。

STEP1 》個人情報とは何かについて調べ、具体的にどのようなものが個人情報にあたるか考えてみよう。

| keywords | 個人データ、プライバシー情報、個人のモラル、個人情報の漏洩、守秘義務、OECD 8 原則、個人情報保護法

STEP2 》以下の医療に関する宣言や原則に記述されている、患者情報に関する条項を検索してみよう。

| keywords | ヘルシンキ宣言、患者の権利に関するリスボン宣言、看護職の倫理要綱

STEP3 》看護師が守秘義務を順守するために、注意すべきことを考えてみよう。

| keywords | 個人情報の保護、個人情報の匿名化、秘密保持義務、プライバシーの権利

こう考えてみよう

患者さんの個人情報として取り扱われるものは、住所や氏名、年齢はもちろん、治療中の疾患名、治療方法、入院歴や通院歴など、その人に関わるほぼすべての情報が当てはまります。これらの情報は、たとえ緊急時であっても、基本的には本人の同意なしに、勝手に開示できないことになっています。

こんな場面も考えてみよう

看護学校では講義のテキストをタブレットで閲覧することが多くなり、Wi-Fi 環境で接続しないという条件で、実習でもタブレットの持ち込みが可能な施設も増えてきました。では、実習中に電子カルテの情報を書き写すのが大変だからと、画面の写真を撮り、自宅でその写真を使ってレポートを書くことは問題ないのでしょうか。

個人情報とは

　個人情報保護法において「個人情報」とは、生存する個人に関する情報で、氏名、生年月日、住所、顔写真などにより特定の個人を識別できる情報のこと。これには、他の情報と容易に照合することができ、それにより特定の個人を識別することができるものも含む。例えば、生年月日や電話番号などは、それ単体では特定の個人を識別できないような情報だが、氏名などと組み合わせることで特定の個人を識別できるため、個人情報に該当する場合がある。

　このほか、番号、記号、符号などで、その情報単体から特定の個人を識別できる個人識別符号が含まれる情報は個人情報となる（パスポート番号、基礎年金番号、運転免許証番号、住民票コード、マイナンバー、保険者番号など）。

〔政府広告オンライン「個人情報保護法をわかりやすく解説　個人情報の取扱いルールとは?」https://www.gov-online.go.jp/useful/article/201703/1.html#secondSection より．2022/8/5 更新，2024/2/28 閲覧〕

OECD8 原則

　OECD（経済協力開発機構）とは、38 か国からなる国際機関（本部はフランス・パリ）で、少子高齢化に伴う雇用労働問題・社会問題などについて各国の経験を共有し、対応策等を検討する機関。OECD 8 原則とは、その理事会で採択された「プライバシー保護と個人データの国際流通についてのガイドラインに関する理事会勧告」のなかで挙げられている 8 つの原則のこと。1980 年 9 月に発表され、日本を含む各国の個人情報保護の考え方の基礎となっている。以下に 8 つの原則を示す。

1 目的明確化の原則：収集目的を明確にし、データ利用は収集目的に合致するべき。
2 利用制限の原則：データ主体の同意がある場合、法律の規定による場合以外は、目的以外に利用使用してはならない。
3 収集制限の原則：適法・公正な手段により、かつ、情報主体に通知又は同意を得て収集されるべき。
4 データ内容の原則：利用目的に沿ったもので、かつ、正確、完全、最新であるべき。
5 安全保護の原則：合理的安全保護措置により、紛失・破壊・使用・修正・開示等から保護するべき。
6 公開の原則：データ収集の実施方針等を公開し、データの存在、利用目的、管理者等を明示するべき。

7 個人参加の原則：自己に関するデータの所在及び内容を確認させ、又は異議申立てを保証するべき。
8 責任の原則：管理者は諸原則実施の責任を有する

看護職の倫理綱領

　公益社団法人日本看護協会の『看護職の倫理綱領』（https://www.nurse.or.jp/nursing/rinri/rinri_yoko/index.html）は、あらゆる場で実践を行う看護職を対象とした行動指針であり、看護師が自己の実践を振り返る際の基盤を提供するものである。その第5条に「看護職は、対象となる人々の秘密を保持し、取得した個人情報は適正に取り扱う」があり、看護職は正当な理由なく、業務上知り得た秘密を口外してはならない。また、氏名、生年月日のみならず画像や音声によるものを含む個人情報については、取得・共有の際には、対象となる人々にその必要性を説明し同意を得るように努めると記述されている。
〔上記 URL の『看護職の倫理綱領』より一部抜粋〕

ヘルシンキ宣言

　「ヒトを対象とする医学研究の倫理的原則」の通称。始まりは、ナチス・ドイツによる非倫理的な人体実験に対する反省を踏まえ生まれたニュルンベルク綱領である。1964 年、ニュルンベルク綱領とほぼ同様の内容のものが、フィンランドのヘルシンキで開催された世界医師会の総会でヘルシンキ宣言として採択された。ヒトおよびヒト由来の試料を対象とした医学研究における重要な指針として知られている。

患者の権利に関するリスボン宣言

　1981 年、ポルトガルのリスボンにおける第 34 回世界医師会総会で採択された。従来の「被験者の権利」を拡大して、「患者の権利」を認めた。なおリスボン宣言が定める「患者の権利」とは、良質の医療を受ける権利、選択の自由の権利、自己決定の権利、情報を得る権利、機密保持を得る権利、健康教育を受ける権利、尊厳を得る権利、宗教的支援を受ける権利のことである。

第 **3** 章

進路・キャリア編

第1章と第2章では、主に病棟での業務について考えました。
本章では、いったん業務から離れ、
学生の進路や若手看護師のキャリアについて考えます。
想像よりも実習が大変で、進路に不安を抱いてしまう学生。
看護師になったものの、自分の将来像が描けない若手看護師。
誰でも自分の将来について、悩んでいることがあると思います。

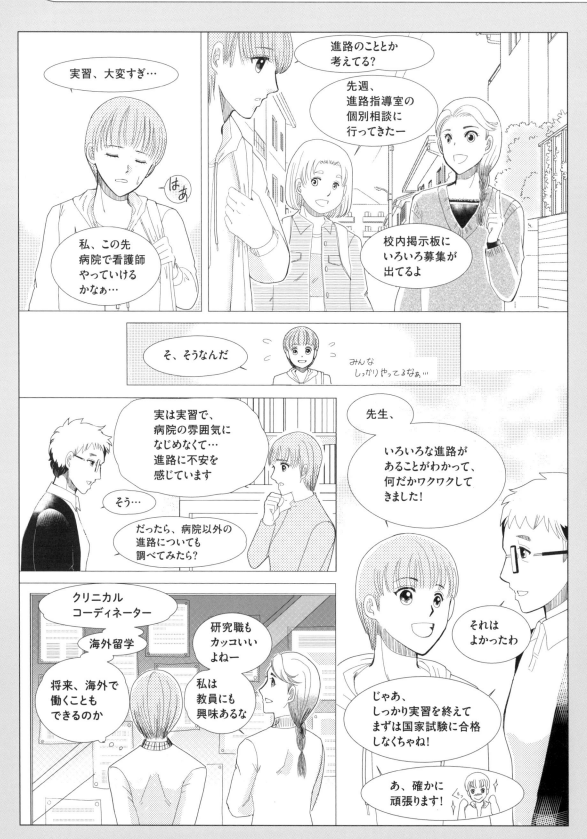

マンガの状況

その日の実習を終えて、帰り道の学生たち。領域別実習は終盤で、卒業後の進路について話をしています。学校では、掲示板に職員募集の求人票が貼られ、進路担当教員による個別相談も始まっているようです。すでにいろいろ考えている学生もいますが、実習で病院の雰囲気に馴染むことができず、将来に不安を感じている学生もいます。

あなたは、どう考えますか?

看護師が活躍できる場所、看護師資格を生かした職業にはどのようなものがあるか調べ、自分の進路について考えてみよう。

- **STEP1** 》病院の診療科にはどのようなものがあるか、調べてできるだけ多く書き出してみよう。
- **STEP2** 》看護師の病院以外の就職先について調べてみよう。
- **STEP3** 》今の自分が進みたい進路について、その理由と一緒に周りの人に話してみよう。

こう考えてみよう

病院にはさまざまな診療科があります。内科系、外科系、精神科、救急、眼科、皮膚科、形成外科、総合診療科、etc。まずは各診療科について理解を深め、自分が進んでみたい科を見つけてみましょう。

また、看護師の活躍の場は病院に限られているわけではありません。訪問看護ステーションや地域の施設で地域医療に貢献したり、国や地方自治体の病院や医療施設で働く(公務員看護師)、医療機器を扱う企業や製薬会社でクリニカルコーディネーターとして働く、また、教育機関で看護教員や研究の道へ進む選択肢もあります。さらには海外に活躍の場を求めたり、起業する看護師も増えてきています。

このように看護師が活躍できる場は、近年大きな広がりをみせています。自分の可能性を限定せず、広い視野で進路を考えてみてはどうでしょうか。

こんな場面も考えてみよう

SNSにある美容形成外科クリニックの求人広告が出ていました。それを見ると、通常の病院看護師の約2倍の報酬がもらえるようです。あなたはこの募集についてどのように思いますか。

標榜できる診療科について

　医療機関が「〇〇科」として掲げる診療科にはさまざまなものがあるが、掲げられる診療科名は法律で規定されている。現在、単独で使用できる診療科名は、内科、外科、精神科、アレルギー科、リウマチ科、小児科、皮膚科、泌尿器科、産婦人科（または産科、婦人科）、眼科、耳鼻いんこう科、リハビリテーション科、放射線科（または放射線治療科、放射線診断科）、救急科、病理診断科、臨床検査科である。また、これらに、（a）身体や臓器の名称、（b）患者の年齢や性別等の特性、（c）診療方法の名称、（d）患者の症状や疾患の名称を組み合わせて使うこともできる。例えば「呼吸器内科」、「消化器外科」、「人工透析小児科」、「腫瘍放射線科」、「糖尿病・代謝内科」などが可能である。

〔医政発第 0331042 号「広告可能な診療科名の改正について」https://www.mhlw.go.jp/web/t_doc?dataId=00tb3724&dataType=1&pageNo=1 より。2024/2/20 閲覧〕

訪問看護ステーション

　訪問看護ステーションとは、看護師のほか、保健師、助産師、理学療法士、作業療法士などが所属する、在宅での療養支援サービスを提供する事業所のこと。開設には、介護保険の指定訪問看護事業所として、都道府県知事（または政令市・中核市市長）の指定を受ける必要がある。介護保険の指定を受けると、同時に医療保険の指定訪問看護事業所とされ、介護保険・医療保険の双方からサービスを提供することができる。主治医の指示に基づき、主に以下のサービスを提供する。

訪問看護ステーションが提供する主なサービス
- 血圧、脈拍、体温などの測定、病状のチェックなど
- 排泄、入浴の介助、清拭、洗髪など
- 在宅酸素、カテーテルやドレーンチューブの管理、褥瘡の処理、リハビリテーションなど
- 在宅での看取り

公務員看護師とその勤務先

　公務員看護師とは、国や自治体が運営する病院などの施設で働く看護師のこと。仕事の内容は、医療法人などが運営する一般的な民間機関で働く看護師と変わりはない。ただし、国家公務員の看護師の場合、国立ハンセン病療

養所や自衛隊病院、医療刑務所、宮内庁病院、厚生労働省の看護系技官のような勤務先もある。

クリニカルコーディネーター

クリニカルコーディネーターは、医療機器メーカーや製薬会社などで、自社の製品の PR や商品説明を行う職種のこと。所属している会社が新しい製品や新薬などを発表した際に、取引先などに使い方を説明したり、レクチャーをすることが主な業務で、PR イベントでデモンストレーションを行ったり、営業担当者と一緒に取引先相手に説明をすることもある。看護師のような医療知識を持った人材が求められることが多い。

海外で働く看護師

看護師が海外で活躍する場合、主に、①医療ボランティアとして働く、②海外で看護師として働くという2通りが考えられる。医療ボラインティア（一部有給のものもあり）としては、JICA（独立行政法人国際協力機構）が実施している「青年海外協力隊」や、国際 NGO（Non-Governmental Organization：非政府組織）の「国境なき医師団」などがこれにあたる。一方、海外の病院や医療機関に就職し、収入を得ながら働く場合、現地の看護師資格を取得する必要がある。また、ビザや永住権の問題もあり情報の収集が大切である。

看護教員になるためには

看護師養成所（看護高等学校、看護専門学校、看護短期大学、大学）の専任教員になるためには、以下の条件を満たす必要がある。

・保健師、助産師又は看護師として1つの業務に3年以上従事した者で、大学において教育の本質・目標、心身の発達と学習の過程、教育の方法・技術及び教科教育法に関する科目のうちから、合計4単位以上（以下「教育に関する科目」という）を履修して卒業したもの又は大学院において教育に関する科目を履修した者
・保健師、助産師又は看護師として5年以上業務に従事した者
・専任教員として必要な研修を修了した者又は看護師の教育に関し、これと同等以上の学識経験を有すると認められる者

〔日本看護学校協議会「看護師等養成所の教員への道」https://www.nihonkango.org/teacher/ より。2024/2/20 閲覧〕

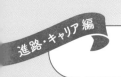

第15話 **給料さえもらえれば、それでいいの?**
── 2、3年目のキャリア・プランニング

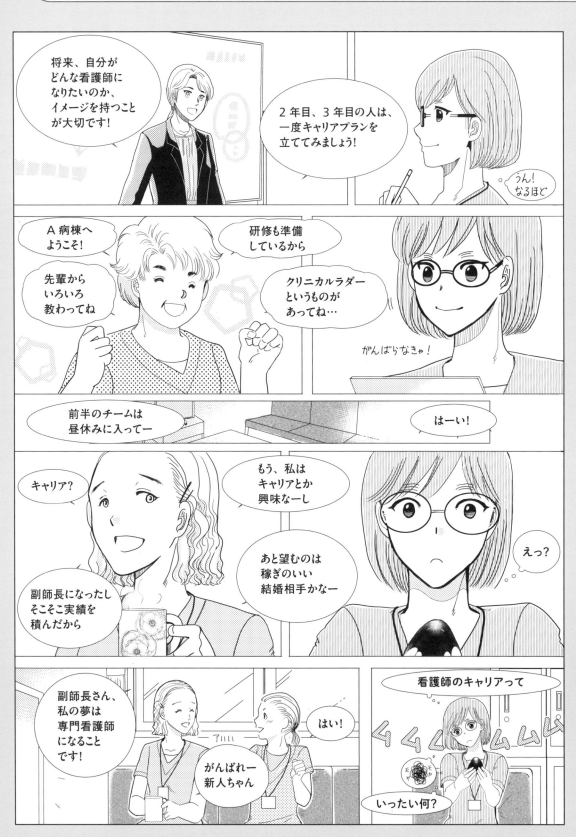

マンガの状況

　2、3年目の看護師を対象にした集合研修で、キャリアプランを考えることの大切さを聞きました。職場に戻り、将来のことについて先輩たちの話を聞いていると、言っていることは人それぞれです。なかにはこれ以上のキャリアアップには興味がないと言う人も。いろいろな話を聞いているうち、「そもそも看護師のキャリアって何？」と、この看護師はよくわからなくなってしまいました。

あなたは、どう考えますか？

　授業や研修でキャリアプランの大切さを聞いても、先のことなど想像できないという人が多いのではないでしょうか。ここでは、看護師のキャリアにはどのような道があるのかを知り、今のあなたなりのキャリアプランを考えてみましょう。

- **STEP1**)) 看護師が目指せる役職、資格にはどのようなものがあるだろうか。
- **keywords** 看護管理者、看護教員（p.75）、認定看護師、専門看護師、認定看護管理者、保健師、助産師、公認心理士、特定行為に係る看護師の研修制度
- **STEP2**)) 看護師として働きキャリアを積んでいくなかで、どのような壁にぶつかることがあるか考えてみよう。
- **keywords** 家庭との両立、ジェンダー・ギャップ、ワークライフバランス、計画的偶発性理論
- **STEP3**)) 10年後の自分を想像し、現時点でのキャリアプランをまとめてみよう。

こう考えてみよう

　幅広く知識と技術を習得する、専門性を高める、管理者を目指す、看護師以外の資格にも挑戦するなど、進む道は人それぞれです。進む道が、結婚、出産、留学、転勤などのライフイベントに左右されることもあるでしょうし、地域など職場とは違う場での役割が突然増えることもあるかもしれません。キャリアに最初から正解はありません。目的を持ちつつ、偶然の変化にも柔軟に対応して、あなたなりのキャリアを形成していってください。

こんな場面も考えてみよう

　副師長のあなたに、看護部長から昇進の話をもちかけられました。師長に昇進すると仕事のやりがいは増えそうですが、夜勤ができなくなるため、給料は今より下がってしまいそうです。さて、あなたはどうしますか。

認定看護師

　看護師として 5 年以上の実践経験を持ち、公益社団法人日本看護協会が定める 600 時間以上の認定看護師教育を修め、認定看護師認定審査に合格することで取得できる資格。病院の他、訪問看護ステーションやクリニック・診療所、介護保険施設等で、患者・家族によりよい看護を提供できるよう、認定看護分野ごとの専門性を発揮しながら 3 つの役割「実践・指導・相談」を果たす。

（2020 年より教育が開始された 19 の認定看護分野）

感染管理	呼吸器疾患看護	心不全看護	乳がん看護
がん放射線療法看護	在宅ケア	腎不全看護	認知症看護
がん薬物療法看護	手術看護	生殖看護	脳卒中看護
緩和ケア	小児プライマリケア	摂食嚥下障害看護	皮膚・排泄ケア
クリティカルケア	新生児集中ケア	糖尿病看護	

〔公益社団法人日本看護協会「認定看護師」https://www.nurse.or.jp/nursing/qualification/vision/cn/index.html より。2023 年 9 月更新。2024 年 2 月 20 日閲覧〕

専門看護師

　看護師として 5 年以上の実践経験を持ち、看護系の大学院で修士課程を修了して必要な単位を取得した後に、専門看護師認定審査に合格することで取得できる資格。病院の他、大学などの教育の現場や訪問看護ステーション等で、患者・家族に起きている問題を総合的に捉えて判断する力と広い視野を持って、専門看護分野の専門性を発揮しながら 6 つの役割「実践・相談・調整・倫理調整・教育・研究」を果たす。

（14 の専門看護分野）

がん看護	老人看護	慢性疾患看護	家族支援	災害看護
精神看護	小児看護	急性・重症患者看護	在宅看護	放射線看護
地域看護	母性看護	感染症看護	遺伝看護	

〔公益社団法人日本看護協会「専門看護師ってどんな看護師?」https://www.nurse.or.jp/nursing/assets/leaflet_CNS2023-9.pdf より。2024 年 2 月 20 日閲覧〕

認定看護師と専門看護師の違い

認定看護師の 3 つの役割は「実践」「指導」「相談」とされ、現場での実践と指導に重点が置かれているのに対し、専門看護師の 6 つの役割は「実践」「相談」「調整」「倫理調整」「教育」「研究」となっており、特定の看護分野について技術と知識を深め、卓越した専門性を有する資格とされている。

ジェンダー・ギャップ指数

スイスの非営利財団「世界経済フォーラム」が公表する、各国における男女格差を数値化したもの。0 が完全不平等、1 が完全平等を示す。

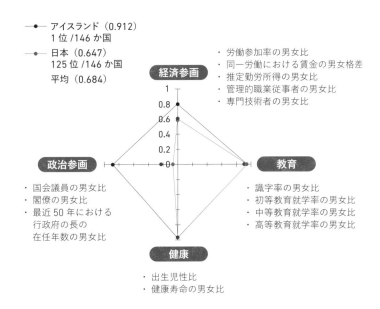

〔内閣府男女共同参画局「GGI ジェンダー・ギャップ指数」https://www.gender.go.jp/international/int_syogaikoku/int_shihyo/index.html より。閲覧 2024 年 2 月 21 日。〕

計画的偶発理論

心理学者であるジョン・D・クランボルツによって提唱された理論。個人のキャリア決定においては、予期しない偶発的な出来事が重要であり、偶然起こる事象や出会いを契機にキャリアアップが達成できるとする行動理論。あえて明確なゴールを設けず、予期せぬ出来事が起こったときに対応できる準備をし、フレキシブルに行動できるようにすることが重要とされる。

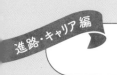

第16話 こころの性とからだの性が異なる学生

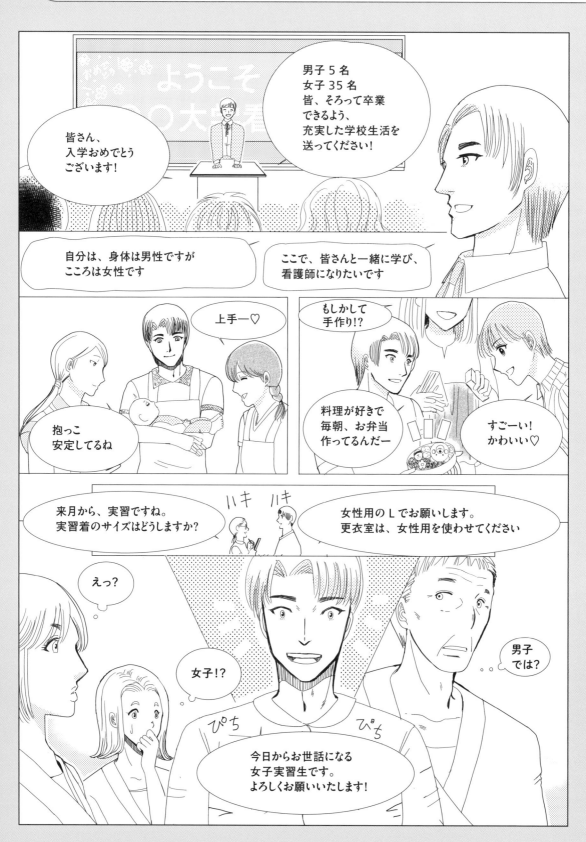

マンガの状況

　この看護学校の学生の男女比は5：35になっています。そのなかには、「こころの性」と「からだの性」に違いがある学生もいます。外見は男性っぽいですが、小児看護の実習やランチの時間には女性らしさを見せています。このことは学内ではオープンになっており、本人も比較的自由に振る舞えているようです。
そして実習デビューの日。病棟で何が起こったのでしょうか？

あなたは、どう考えますか？

　「こころの性」と「からだの性」の違いについて、皆さん既にある程度の知識は持っていると思います。学内でオリエンテーションがあったかもしれません。ここでは知識の範囲を職場、病院まで広げ、また、生きづらさを生む可能性がある他の問題についても考えてみましょう。

- **STEP 1** 》 性における4の構成要素について知ろう。
- | keywords | からだの性（生物学的な性）、こころの性（性自認）、好きになる性（性的指向）、表現する性（性表現）
- **STEP 2** 》 学校、そして実習先の病院での理解はどのくらい進んでいるのか調べてみよう。
- | keywords | LGBTQ、SOGI、多様性、トイレ、ロッカー、白衣
- **STEP 3** 》 性の問題だけでなく、他にも生きづらさを抱えながら看護を学んでいる学生はいます。どのような問題を抱えていることがあるのでしょうか？
- | keywords | 発達障害、自閉スペクトラム症、注意欠如・多動性障害（ADHD）、学習障害（LD）、難病、うつ病、合理的配慮、経済格差

こう考えてみよう

　性や発達の課題や問題、そのほかにも病気や家庭の課題や問題など、皆さんは、それぞれがさまざまな課題や問題を抱えながら、学校や病院に集まっています。そのことをお互いが理解し、また将来、周りに対し理解を促す看護師になれるよう、学びを進めていってほしいと思います。

こんな場面も考えてみよう

　医療者の患者さんへの配慮と患者さん自身の理解は、どの程度進んでいるか考えてみましょう。また、地域による格差や患者さんの年代による違いについても考えてみましょう。

第 **4** 章
患者理解編

病院へ受診に訪れる患者さんは、
単に病気を抱えている人ではなく、それぞれの事情
（仕事や学校のこと、家族のこと、経済的事情、病気になった理由など）を
持っている、1 人の生活者でもあります。
本章では、生活者としての患者理解をはじめ、
多面的に患者さんを理解する態度について考えます。

第17話 病気の裏に潜むこと

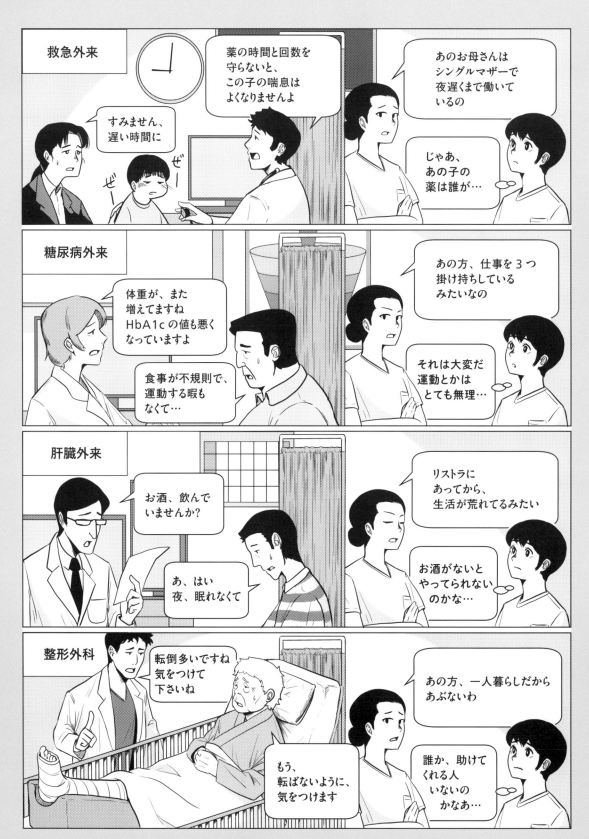

マンガの状況

シングルマザーのお母さん、経済的な事情から多くの仕事を掛け持ちしている人、リストラで大きなストレスを抱えている人、独りで生活している高齢者。病院にやって来た患者さんたちのそれぞれの生活状況を聞き、学生は少し考え込んでしまいました……。

あなたは、どう考えますか?

誰もが皆、同じように生活をして、同じ健康状態を維持できるわけではありません。医療者は患者さんの個々の事情とどのように向き合うべきなのでしょうか?　医療者は医学的に病気を治すことだけを考えていればよいのでしょうか?

STEP1)) 生活習慣が原因で引き起こされる主な病気や症状について知ろう。

| keywords | 脳卒中、心筋梗塞、高血圧性疾患、糖尿病、肝硬変、慢性腎不全

STEP2)) 生活状況や社会的背景がその人の健康に与える影響（健康の社会的決定要因）について考えてみよう。

| keywords | ひとり親家庭、労働環境、ストレス、孤独、貧困

STEP3)) 各専門科での治療とは別に、その人の生活を含めたケアや医療にはどのようなものがあるだろうか。

| keywords | プライマリ・ヘルス・ケア、地域包括ケアシステム、地域包括支援センター（p.95 参照）、プライマリ・ケア、総合診療

こう考えてみよう

患者さんが病気になったことには原因があります。加齢や感染、公害など原因はさまざまですが、患者さんの生活状況が深く関わっていることがあります。医療者は個々の事情に耳を傾け、定型的な対応ではなくその患者さんに合った治療を選択し、また治療後も個々のニーズを支えていけるようにしたいですね。

こんな場面も考えてみよう

65 歳の男性。糖尿病性腎障害が進行し、人工透析が必要となりました。この患者さんの糖尿病を診ていたかかりつけ医は、「外来に通わず、きちんと治療をしなかったから透析になったんだ」と言っています。患者さんは、生活が苦しくて仕事優先で生きてきました。糖尿病の治療薬は高価なものばかりで、医療費に多くをかける余裕はありませんでした。この状況、あなたはどう考えますか?

病気の発症とその要因

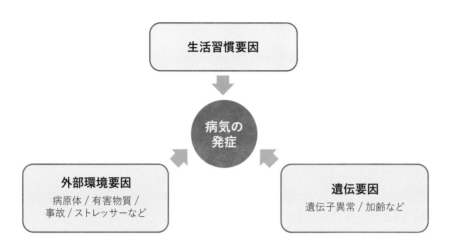

生活習慣に着目した疾病対策の基本的方向性について（意見具申）．厚生労働省
https://www.mhlw.go.jp/www1/houdou/0812/1217-4.html
生活習慣病とその予防．日本生活習慣病予防協会
https://seikatsusyukanbyo.com/prevention/about.php
をもとに作成

生活習慣病とされる主な疾患とその原因

　生活習慣病とは食習慣、運動習慣、喫煙、飲酒等の生活習慣が、その発症・進行に関与する疾患群のことをいう。

　主な疾患に、以下のようなものがある。

原因	主な疾患
食習慣	2型糖尿病、肥満、脂質異常症（家族性を除く）、高尿酸血症、循環器病（先天性疾患を除く）、大腸がん（家族性を除く）、歯周病など
運動習慣	2型糖尿病、肥満、脂質異常症（家族性を除く）、高血圧症など
喫煙	肺扁平上皮がん、循環器病（先天性疾患を除く）、慢性気管支炎、肺気腫、歯周病など
飲酒	アルコール性肝疾患など

生活習慣病予防のための健康情報サイトe-ヘルスネット　生活習慣病とは?．厚生労働省より一部改変
https://www.e-healthnet.mhlw.go.jp/information/metabolic/m-05-001.html

プライマリ・ヘルス・ケア（PHC：primary health care）

　プライマリ・ヘルス・ケアは、すべての人にとって健康を基本的な人権として認め、その達成の過程において住民の主体的な参加や自己決定権を保障する理念。1978年、カザフスタンのアルマ・アタ（現アルマトイ）で開かれた世界保健機関と国際連合児童基金による合同会議における宣言文、アルマ・アタ宣言で初めて定義づけられた。以下のような実施上の5原則が設けられている。
①住民のニーズに基づく方策
②地域資源の有効活用
③住民参加
④他の分野（農業、教育、通信、建設、水利など）との協調・統合
⑤適正技術の使用（⑤は②に含めて数え、4原則とすることもある）

プライマリ・ケア（総合診療）

　小児から高齢者まで、患者を1つの専門科に偏ることなく多角的に診る医療のこと。疾病だけでなく、その人の家族や生活背景までを含めて診療を行う。プライマリ・ケアには総合診療医や家庭医が携わる。
　また、1996年の米国国立科学アカデミー（NAS：National Academy of Sciences）の定義では、「プライマリ・ケアとは、患者の抱える問題の大部分に対処でき、かつ継続的なパートナーシップを築き、家族及び地域という枠組みの中で責任を持って診療する臨床医によって提供される、総合性と受診のしやすさを特徴とするヘルスケアサービスである」とされている。

かかりつけ医

　総合診療医と似たニュアンスを持つ言葉に「かかりつけ医」があるが、かかりつけ医は「身近な医師」のことで、プライマリ・ケアを行う医師という意味ではない。実際には、かかりつけ医がプライマリ・ケアを担うことが多くなるが、必ずしもかかりつけ医だけがプライマリ・ケアを担うわけではない。

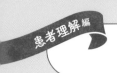

第18話　マタニティブルーズの母

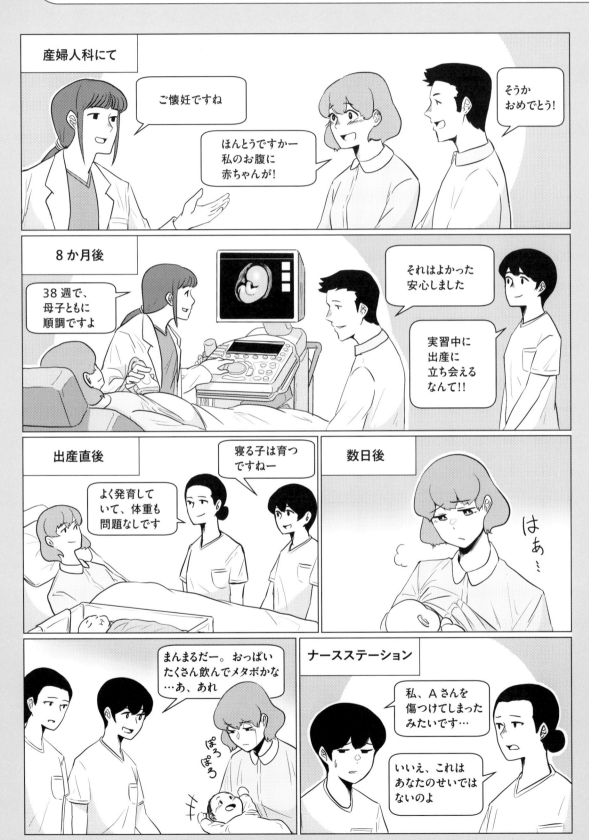

マンガの状況

　妊娠後、正常な経過で出産となった A さん。出産直後は、とても幸せそうだったのですが、数日経ち、なんだか表情がさえません。授乳スペースではため息をつき、部屋で看護師や学生と話していると、今度は泣き出してしまいました。学生は、自分が言った言葉が A さんを傷つけてしまったのではないかと落ち込んでいます。

あなたは、どう考えますか？

　出産後、母親の体は大きく変化します。そして、赤ちゃんに会えてただ幸せという気持ちにも変化が起きているようです。A さんの心と体にいったい何が起こっているのでしょうか？　医療者は出産後の母親に、どのように接すればよいのでしょか？

STEP1 出産後の母親にはどのような大変さがあるのだろうか。
keywords 出産後の母体の変化（ホルモン）、出産に伴う傷の痛み、疲労、授乳による疲労、睡眠不足、育児ストレス

STEP2 出産後の気分の落ち込み（マタニティブルーズ）について調べてみよう。
keywords マタニティブルーズを起こす要因、マタニティブルーズの症状・経過、産褥期精神障害（産褥精神病、産後うつ病）

STEP3 マタニティブルーズを起こしている母親への接し方を考えてみよう。
keywords 授乳に対する支援、睡眠の確保、退院後の不安、ワークライフバランス

こう考えてみよう

　マタニティブルーズは産褥精神病や産後うつ病とは異なり、積極的な治療の必要はないと考えられていますが、症状が、母親の日常生活や赤ちゃんの発育に影響を及ぼすことがあります。産後の母体ケアは看護師、助産師の重要な役目です。出産後の母体に起こっていることを理解し、安心して子育てや新しい生活と向き合えるよう、母親本人とその家族を支援する必要があります。

こんな場面も考えてみよう

　B さんは会社で需要なポストを任されている総合職で、出産後、思うようにおっぱいを飲んでくれない赤ちゃんにもどかしさを感じています。「しっかり飲んで、早く育ってくれないと、困るの！」。どうやら B さんは一刻も早く仕事に復帰したいようです。さて、あなたなら B さんにどのような声かけをしますか？

産後の母親の心の変化

　出産前後の母親の心と体には、ホルモンバランスの変動などにより、さまざまな変化が起こる。さらに、出産や育児のストレスや不安なども加わり、心理的・精神的な問題が生じやすいことを知っておく必要がある。

　代表的な心の問題としては、マタニティブルーズや産褥期精神障害の1つである産後うつ病がある。

マタニティブルーズ

　マタニティブルーズは、出産直後に見られる、気分の変わりやすさ、涙もろさ、抑うつ状態、疲労感、集中力低下などの症状を指す。産後の母親の約半数と高い頻度で出現するとされている。

　産後3〜10日程度の間に出現し、特に治療をしなくても、産後1〜2週間のうちに自然に消失する一時的な症状とされている。ただし、マタニティブルーズが産後うつ病に移行する場合もあるため、注意が必要。周囲が母親の疲労や不安をできるだけ軽減し、共感的な態度で接することが大切となる。

マタニティブルーズの原因・症状

原因	症状
・エストロゲン、プロゲステロンの急速な低下 ・出産疲れ、身体の回復の遅れ ・頻回の授乳による疲れ、不眠 ・児の状態がよくない ・家族のサポート不足 ・経済的問題を抱えている	気分が不安定、イライラ感、涙もろさ、抑うつ感、不安、緊張感、落ちつきのなさ、疲労感、思考力・集中力の低下、混乱、食欲不振、頭痛など

産褥期精神障害

　産褥期（出産後から月経再開まで）に出現する精神障害のことで、代表的なものに産後うつ病がある。他に、頻度は少ないものの産褥精神病が含まれる。産後うつ病は、マタニティブルーズとは異なり、産後2週間から数か月の間に発症することが多い。

マタニティブルーズを起こしている母親へのケアのポイント

・リスク因子の把握

マタニティブルーズの症状がみられたときに、看護者の介入によっても母親の状況が改善されない場合、治療を必要とする産褥期精神障害（産後うつ病など）へ移行する可能性がある。そのため、リスク因子の有無を把握し、予防的に関わることが重要になる。

・マタニティブルーズのリスク因子

①産後の身体的回復が順調に進まない、②身体的痛みがある、③育児への不安、④役割変化や環境の変化に適応できていない、⑤その人の性格的特性、⑥新生児の健康状態や気質が気になる、⑦周りからのサポートが十分に得られない家族背景などがある。

・具体的なケア

まずは苦痛の緩和と母親の休息の促進を行う。睡眠時間を確保し、気持ちがリフレッシュできるような援助を行い、新生児の世話による負担を軽減する。また、新生児の世話に対し、その人ができているところを見つけて、ポジティブな声かけをする。支援が必要な新生児のケアについては看護者が援助し、新生児の成長発達に影響が及ばないようにする。

マタニティブルーズに関する参照サイト

日本産婦人科医会 Web サイト
女性の健康 Q&A
「マタニティブルーズについて教えてください」
https://www.jaog.or.jp/qa/confinement/jyosei200226/

日本女性心身医学会 Web サイト
女性の病気について「マタニティ・ブルース（ブルーズ）」
https://www.jspog.com/general/details_39.html

第19話 病気の受け入れと治療への参加意識

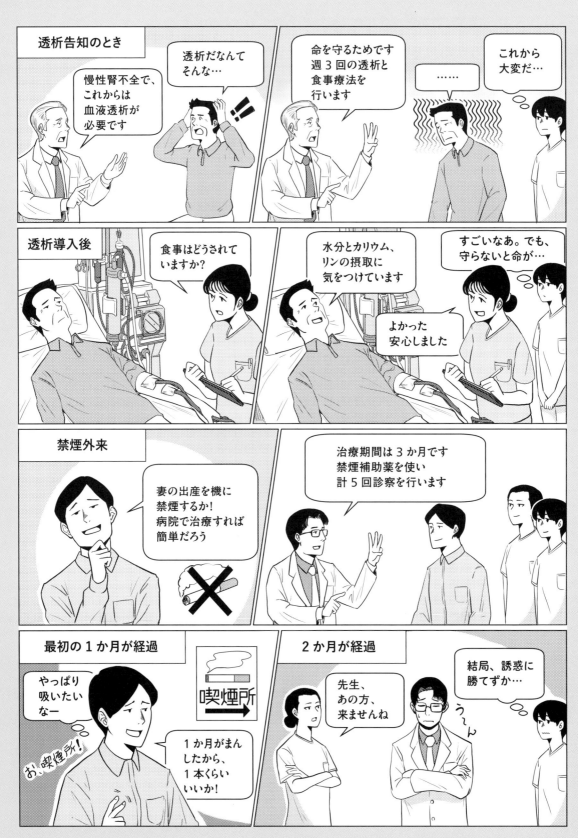

血液透析が必要となった患者さん。透析の導入を告げられたときは、相当ショックを受けていましたが、現在は吹っ切れて治療を頑張っているようです。一方、禁煙を思い立ち、外来で治療を始めた方は、最初はやる気満々でしたが、道なかばで治療を断念してしまったようです。

あなたは、どう考えますか？

患者さん本人の治療への参加意識が、治療の継続と成功に大きく関わってきます。それでは、どうしたら治療への参加意識を高めてもらうことができるのでしょうか？

STEP1 病気を受け入れ、治療への参加意識を高めるために、医療者が理解しておくべきことはどのようなことでしょうか？

keywords 行動変容ステージモデル、ローカス・オブ・コントロール（LOC）、2つの動機付け（外発的動機付け、内発的動機付け）

STEP2 治療に前向きに取り組んでいても、途中で治療を中断し、もとの生活に戻ってしまう人もいます。患者さんのなかでどのような気持ちの変化があったのでしょうか。また、そのような患者さんにはどのような支援が必要でしょうか？

keywords エンパワメント、自己効力感、学習支援、リフレクション、ニーズの共有、パターナリズムの排除、ナッジ理論、伴走型支援

こう考えてみよう

病気の深刻度や進行度によって、治療の頻度や強度には違いがあります。例えば、慢性疾患と呼ばれる病気の治療では、これまでの生活習慣を大きく変化させなければならないこともあり、治療の継続は簡単なことではありません。

医療者は、患者さんの病気に対する心の変化を読み取り、また、それぞれの生活環境、生活様式を考慮した上で、患者さんと協同して治療に取り組む態度が求められます。

こんな場面も考えてみよう

小学5年生のY君は身長154cm、体重61kg、ローレル指数167で太りすぎを指摘されています。両親は共働きで食事は不規則でジャンクフードが大好き。医療者がY君と両親にアドバイスできることは何か考えてみましょう。

ローカス・オブ・コントロール（LOC：locus of control）

　行動を統制する意識の所在が内（自己）にあるか、外（他者や環境など）に
あるかによって、望ましい行動に対する取り組みに違いが生じるという考え
方。内の傾向が強い場合を内的コントロール所在傾向、外の傾向が強い場合
を外的コントロール所在傾向と分類する。

　行動の統制を内に置く人は、自分の行動とその結果は自らコントロールで
きると考え、外に置く人は、自分の行動とその結果は他者や外部の力によっ
て決まると考える。これを保健行動に当てはめたものがヘルス・ローカス・
オブ・コントロールで、健康管理や慢性疾患の自己管理をする人への支援の
しかたを考える際に役立つ。

行動変容ステージモデル

　望ましい行動をとろうとする個人のプロセスは、関心の程度や実施状況に
応じて、5つのステージ（無関心期・関心期・準備期・行動期・維持期）に分けら
れるとするモデル。

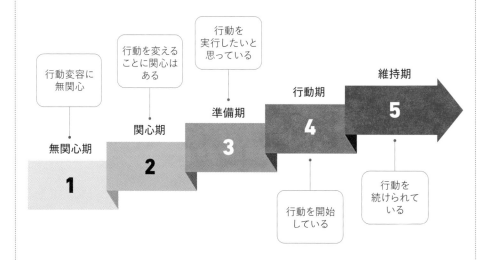

無関心期：6か月以内に行動を変えようとする意図がない
関心期：6か月以内に行動を変えようとする意図がある
準備期：1か月以内に行動を変えようとする意思がある
行動期：行動を変えて6か月未満である
維持期：行動を変えて6か月以上経過し、行動変容が問題なく継続している

エンパワメント

　エンパワメント（empowerment）とは、そもそもは権限を持たせること、自信を持たせることといった意味で、看護においては、患者や家族が自らの力で健康上の問題を解決し、生活をコントロールしていけるよう援助することを指す。かつての医療・看護の現場では、患者に対して医師や看護師の指示を守るよう指導する傾向が強かったが、現在では、特に慢性疾患の治療・管理上エンパワメントを尊重して患者と医療者が協同するようになっている。

自己効力感

　自己効力感とは、行動を遂行できる、目標を達成できる可能性を自分自身が認識していることを指す。心理学者のアルバート・バンデューラが社会的学習理論のなかで提唱した概念で、自己効力感が強いほど、実際にその行動を遂行し目的を達成できる傾向にあるとされている。似た言葉に自己肯定感があるが、自己肯定感はありのままの自分を受け入れている感覚という意味で使われることが多い。

パターナリズム（父権主義）

　強い立場にある者が、弱い立場にある者の利益になるとして、弱い者の意思を問わずに介入や干渉をしたり、支援を行ったりすること。パターナリズムが強い現場では、医療者が患者によかれと思い、患者・家族の意思にかかわらず医療を行うことがある。医療者が、患者の利益になるようにと考えて行った医療行為が、患者の利益と常に一致するとは限らない。また、そうして行った医療行為が患者の自己決定権を奪い、患者の自立の妨げに繋がる危険もある。一部の超急性期医療の現場以外では、不適切な医療実践の方法である。

ナッジ

　ナッジとは、人の行動を自然に促すこと、そっと後押しすること。厚生労働省が受診率向上施策として作成したナッジに関するハンドブックがある。
「明日から使えるナッジ理論」厚生労働省
https://www.mhlw.go.jp/content/10900000/000506624.pdf

第 **5** 章

チーム医療編

医療職と呼ばれる職種には、医師、看護師、助産師、薬剤師、
管理栄養士、理学療法士、作業療法士、言語聴覚士、
診療放射線技師、臨床検査技師など、さまざまなものがあります。
病院では、これらの職種の人がそれぞれの専門性を生かし、
チームで医療を提供しています。
本章では、チーム医療を円滑に行うために必要とされる
専門職としての態度と、
1人の社会人としての立ち振る舞いについて考えます。

第20話 退院か、それとも入院継続か

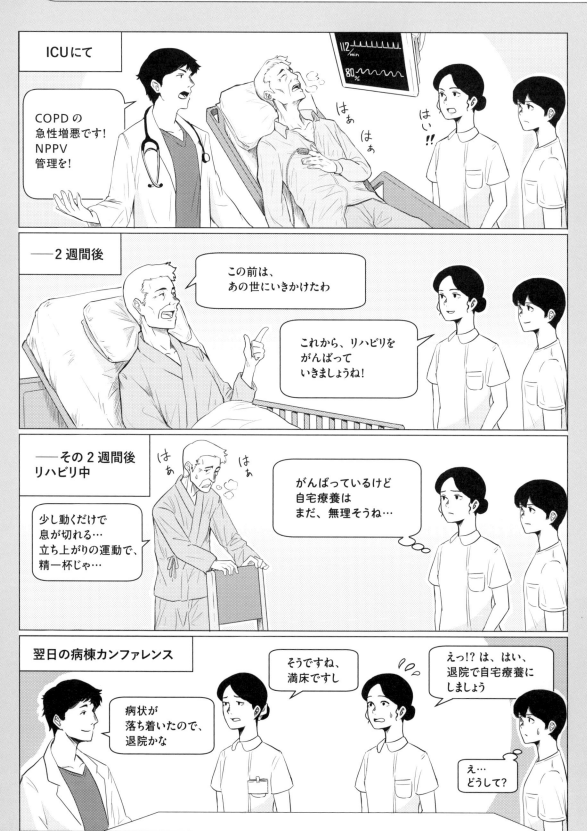

マンガの状況

　COPD（慢性閉塞性肺疾患）の急性増悪でICU（集中治療室）へ入院となった患者さん。その後、一般病棟に移れるまでに回復し、退院に向けたリハビリも始まりました。ですが、リハビリの様子を見て、まだ自宅療養は難しそうだと担当の看護師は感じています。

　一方で主治医や看護師長は退院を進める話をしており、それを聞いた担当看護師は、最終的には退院を受け入れています。

あなたは、どう考えますか?

　退院か入院継続か、医療チーム内で考えに違いが出ています。医師、看護師長、担当看護師にはそれぞれの考えがあるようですが、チームとして、どのような判断をするべきなのでしょうか?

STEP1 》医師と看護師長は、なぜリハビリが必要そうな患者さんの退院を進めるのでしょうか?

| keywords | 病床稼働率、平均在院日数の短縮、入院期間短縮化のメリットとデメリット、病院の機能強化と機能分化、DPC制度

STEP2 》退院したら、患者さんと病院の関係はそれきりなのでしょうか?　退院後の患者さんはどうなるのでしょうか?

| keywords | 退院支援・調整部門、フォローアップ外来、フォローアップアプリの活用、社会的処方、地域包括支援センター、訪問看護、介護保険サービス

こう考えてみよう

　入院していれば、急変の際にもすぐに処置を受けることができ、本人も家族も安心です。ですが、医療資源（病床、医療従事者、薬剤、医療機器など）には限りがあり、病院には、新規の重症患者さんを受け入れなければならない使命もあります。重要なのは、医療やケアが必要な患者さんのニーズをおろそかにしないための、退院後のフォローアップと地域への的確な引継ぎです。

こんな場面も考えてみよう

　新興感染症が急速に拡大し、重症者に使用する人工心肺装置（ECMO）の不足が起こりました。そのようなとき、どのような人に優先的に使用するべきか、また、使用できない人へのフォローはどうすればよいか考えてみましょう。

病床稼働率と平均在院日数

病床稼働率とは、病院のベッドがどの程度効率的に稼動しているかを示す数値のこと。100％に近いほどベッドの空きがない状態であることを示している。また、平均在院日数とは、病院全体で1人の患者さんが何日間入院しているかの平均を示す数値。2つの数値は、いずれも病院の経営の質を示す指標として活用される。

入院期間短縮化のメリットとデメリット

メリット	デメリット
・院内感染、ADL の低下やフレイルを予防する ・患者、特に高齢者が戻る家庭や施設といった居場所の喪失を防ぐ ・患者、家族の収入の減少や失職を防ぐ ・医療資源の有効活用に繋がる	・患者、家族ともに準備が整わない段階で退院を迫られる ・問題を抱えたままの退院によって、再受診・再入院のリスクがある

DPC 制度

入院医療費の計算方法のことで、「包括払い方式」とも呼ぶ。DPC では、一日の入院医療費を定額で計算する。一方、行った医療行為1つ1つにかかった費用を積み上げて計算する方式を「出来高払い方式」と呼ぶ。飲食店でいえば、DPC は最初から価格が決まったビュッフェ形式で、出来高払いは単品注文形式。一般的には、大規模病院や都市部の病院では DPC が採用されることが多い。

DPC のメリット	DPC のデメリット
・医療費の抑制 ・過剰医療の抑制	・必要とされる医療が提供されない可能性がある

高齢者の退院を妨げる要因

高齢者側の要因：「もっとよくなってから帰りたい」という回復への期待、日常生活自立度や認知機能の低下による介護の必要性など。
家族側の要因：介護者・キーパーソンの不在、退院後の生活への不安やとま

どい、住宅環境、家族間での意見の不一致、介護サービス利用への抵抗感、経済的負担など。

社会的な要因：要介護高齢者の受け入れ先の不足、訪問診療医や訪問看護ステーションなどの不足、社会資源の地域間格差の存在、地域のサポート体制の脆弱さなど。

医療者側の要因：退院基準の不明確さ、予後予測の難しさ、関係機関との連携不足、積極的なはたらきかけの不足、自宅退院に対するあきらめなど。

〔吉岡佐知子：E 入院治療を受ける高齢者の看護. 系統看護学講座 専門分野 老年看護学 第 9 版. p.344、表 7-11. 医学書院. を一部改変〕

退院支援・調整部門

　病院内に設けられた地域との連携業務を専門に行う部署。病気により以前と生活が変わる人、退院後も医療処置や管理が必要で、医療依存度の高い人などを対象とし、患者・家族の気持ちを尊重しながら意思決定や退院後の生活への支援を行う。地域との連携・調整を円滑にするため、専属の社会福祉士、退院支援・調整看護師、事務員などから構成される。

社会的処方

　社会的処方とは薬を処方するのではなく、病気を抱えている一人暮らしの高齢者などに対して、医療者が地域でのサポートを紹介すること。人と人の繋がりを通じて孤独・孤立を解消する目的がある。

地域包括支援センター

　地域住民の心身の健康の保持および生活の安定のために必要な援助を行う機関。保健師、社会福祉士、主任介護支援専門員（主任ケアマネジャー）等が中心となり、介護予防ケアマネジメント、総合相談・支援、権利擁護（虐待の防止や早期発見のための事業など）、包括的・継続的ケアマネジメント（困難事例に対するケアマネジャーへの助言・支援など）を行う。設置主体は市町村だが、医療法人、社会福祉法人、NPO 法人などに業務を委託できる。

第21話 カンファレンスで発言ができない

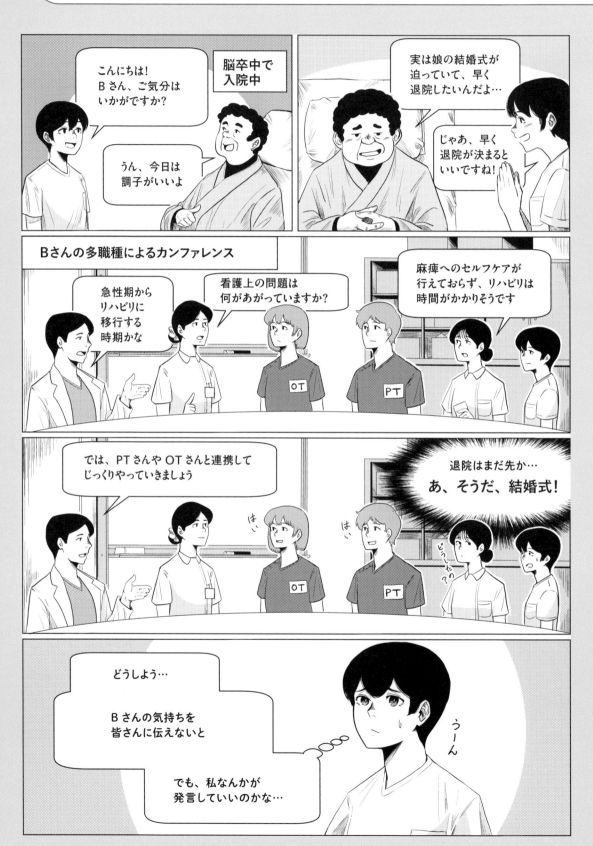

脳卒中で入院中のBさん、実習中の学生と気が合い、私生活についても話をするようになっています。そして、早く退院したいという本音も。一方、今後の治療計画について話し合うカンファレンスでは、もうしばらく入院を継続し、時間をかけてリハビリを行う方針が検討されています。Bさんの事情や思いを知っている学生は、そのことを伝えなければと思うのですが……

あなたは、どう考えますか?

学生は、なぜカンファレンスで発言することをためらっているのでしょうか。学生はどのような行動をとるべきだと思いますか?

STEP1 この学生のように、自分の知っていることや意見を言い出せなかった経験はありますか。また、それはどうしてなのか振り返ってみよう。

| keywords | 対人関係における4つの怖れ(無知、無能、邪魔、否定的)

STEP2 このカンファレンスの目的から、学生のとるべき行動を考えてみよう。

| keywords | チーム医療(多職種連携)、看護師の役割、患者の代弁

STEP3 どうすれば、この学生のように発言をためらってしまうことがなくなるか考えてみよう。

| keywords | アサーティヴ・コミュニケーション、DESC法、自他尊重、心理的安全性

こう考えてみよう

医師をはじめとする多職種が集まるカンファレンス、学生からしてみれば目上の人ばかりです。気後れして発言できないこともあるでしょう。しかし、自分が知っている情報を伝えなければ、患者さんにどのような不利益が生じるかを想像し、勇気を持って自分の考えを口にすることができるようになりましょう。また、人前で発言ができない原因を知り、普段から誰もが発言しやすい雰囲気をつくることにも努めましょう。

こんな場面も考えてみよう

学生、指導教員、臨床指導者が参加するケアカンファレンスで、学生から意見が出てきません。イライラした進行役は「みなさん、自分の考えをまとめてきてくださいと、お願いしましたよね。やってこなかったんですか!」と声を荒げています。あなたが学生だとしたら、進行役に望むことはどのようなことですか。

心理的安全性

　心理的安全性は、1999 年にエイミー・エドモンドソンが提唱した概念。エドモンドソンは、心理的安全性を「チーム内は対人リスクがなく、安全な場所であるとメンバー間で共有された状態」と定義づけた。この概念はGoogle 社の調査研究をきっかけに多くの人に注目されるようになり、現在では、一般企業や教育機関などのさまざまな場面で取り入れられるようになっている。

　また、心理的安全性を構築するための行動として、①話しやすさ、②助け合い、③挑戦、④新奇歓迎の 4 つがあるとされている。

対人関係における 4 つの怖れ

　前述のエドモンドソンは、心理的安全性を妨げる対人関係における怖れ（リスク）を、「無知」「無能」「邪魔」「否定的」の 4 つだと整理している。「無知」だと思われたくないから周りに質問や相談をしない。「無能」だと思われたくないから、ミスを隠し、自分の考えを言わない。「邪魔」だと思われたくないから、必要でも助けを求めず、妥協する。「否定的」だと思われたくなくないから、議論せず、率直な意見を言わないとしている。

〔エドモンドソン, A. C.(2018/2021). 野津智子（訳）、恐れのない組織：「心理的安全性」が学習・イノベーション・成長をもたらす. 英治出版. より〕

アサーティヴ・コミュニケーション

　アサーティヴ・コミュニケーションとは、自分と相手の双方を尊重した自己表現のこと。自分の言いたいことも、相手の言いたいことも大切にしながら、相手と関わるというアプローチ。アサーティヴネスやアサーションと呼ばれることもある。

自己表現の 3 つのスタイル

　人の自己表現の方法には、3 つのタイプがあるとする考え方。バランスを重視するアサーティヴタイプのほか、自己主張が強く相手の意見を聞き入れないアグレッシヴタイプ、反対に自分の主張をあまりせず、相手の意見を優先するノンアサーティヴタイプがある。

アサーティヴ・コミュニケーションの実践（DESC 法）

　アサーティヴ・コミュニケーションを実践する方法として DESC 法がある。Describe（客観的に描写する）、Express, Explain, Empathize（表現する、説明する、共感する）、Specify（具体的な提案をする）、Choose（選択する）の頭文字を取り DESC 法と呼ばれる。

DESC 法を用いたコミュケーションの例

要素	相手に対する言葉
D　Describe（客観的に描写する） 現在の状況や自分の行動を客観的に描写する。ここでは、自分の感情反応は述べない。事実と自分の感情が混ざらないように注意する。	（例）〇〇先生、申し訳ありません。自分の不注意で、今日演習があるにもかかわらず、白衣を忘れてきてしまいました。
E　Express, Explain, Empathize **（表現する、説明する、共感する）** 自分の気持ちを表現したり、説明したり、相手の気持ちに共感したりしていることを表す。	（例）演習の日なのに白衣を忘れたことは大きな問題だと思います。先生方が演習のために多くの時間を割いて準備をしてくださっているのに、本当に申し訳ございません。
S　Specify（具体的な提案をする） 相手にどうして欲しいかわかるように、具体的で現実的な解決策、妥協案を提案する。	（例）ご相談ですが、他の学年の学生に白衣を持っていないか確認したのですが、誰も持っていませんでした。家に取りに帰ると、往復で 1 時間かかるため、演習には 30 分しか参加できません。できるだけ動きやすい服装にするので、私服での参加を許可いただけないでしょうか。
C　Choose（選択する） 相手の反応が Yes だったとき、No だったとき、それぞれの場合で、どう答えるかを用意する。	（例） Yes：ありがとうございます。いつも以上に真剣な気持ちで参加します。 No：わかりました。それでは、窓越しに見学することを、許可いただけますでしょうか。少しでも学びの場を共有したいです。

内藤知佐子、高橋聖子、高橋平徳（2023）．13 の実践レシピで解説！ 看護を教える人が発問と応答のスキルを磨く本（p.81）．医学書院．を改編

第22話 専門性への敬意と関心

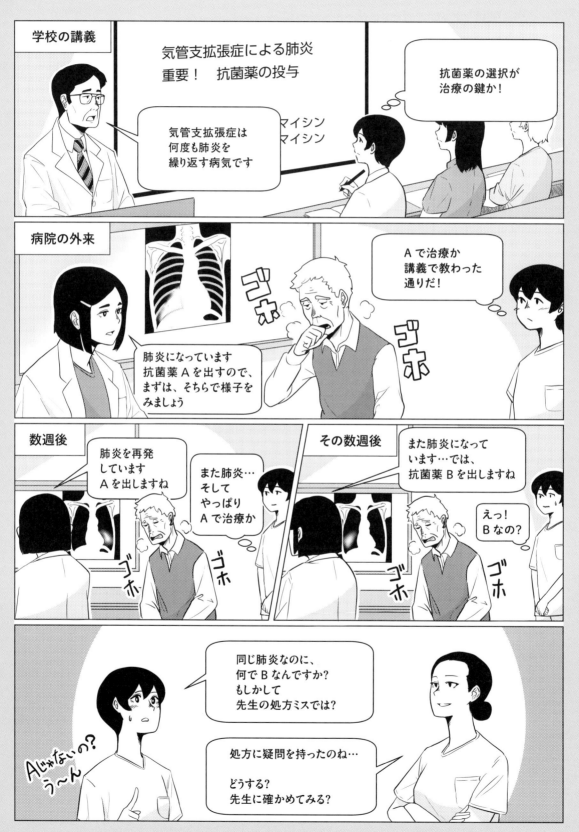

マンガの状況

　この学生は、肺炎にはいつも同じ薬が使われると思っていましたが、実際の医療現場では、同じ細菌による肺炎のはずなのに、処方する抗菌薬が異なっていることがありました。学生は、医師の処方ミスではないかと思い、指導ナースに疑問をぶつけています。

あなたは、どう考えますか？

　医師は、なぜ治療薬を変更したのでしょうか。また、あなたがこの学生の立場だったらどのように行動しますか？

STEP1 普段、医師はどのように使う薬を決めているのだろうか？

keywords 対症療法、原因療法、治療エビデンス、ガイドライン、個別化医療

STEP2 マンガのケース（抗菌薬の選択）で、薬が変更されたのはなぜか推察してみよう。

keywords 重症度、既往歴、耐性菌、エンピリックセラピー（経験的治療）とデフィニティブセラピー（標的治療）、副作用、有害事象、処方ミス

STEP3 他のメディカルスタッフの医療行為に疑問をもつことは、間違ったことなのでしょうか？

keywords 医療安全、チームステップス、職種間のコミュニケーション、チーム医療の定義と理念

こう考えてみよう

　薬の選択は、同じ病気であればいつも同じということはありません。例えば抗菌薬を使うときは、治療初期では広い効果が期待できる薬を選択したり、耐性菌を生まないために意図的に薬を変えたりすることもあります。一方、医師とて人間です。処方ミスも起こり得ます。処方に疑問をもったとき、医師の専門性に配慮しつつ、処方ミスの可能性を考えてみることも看護師にとって必要な態度です。

　チーム医療では、自分の業務の遂行だけを考えるのではなく、お互いの業務に敬意と関心をもつことがとても重要です。

こんな場面も考えてみよう

　患者さんから処方箋を受け取った薬剤師のAさん。前回同じ薬を出したときから規格が変更されていることに気がつきました。患者さんにたずねると、特に医師からは説明を受けていないようです。さて、Aさんはどうするでしょう。

第 **6** 章

医療体制・制度編

医療と一言で言っても、気候や地形、
住んでいる人の特性や習慣によって提供する形に違いがあったり、
災害や感染症の大流行などによって、
緊急で新たな体制を整えなくてはならないことがあります。
本章では、緊急時の医療、地域の特性に合わせた医療、
病院以外で行う医療など、さまざまな形の医療について考えます。

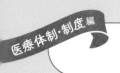

第23話 コロナ禍での面会禁止—— 看護はどこへ?

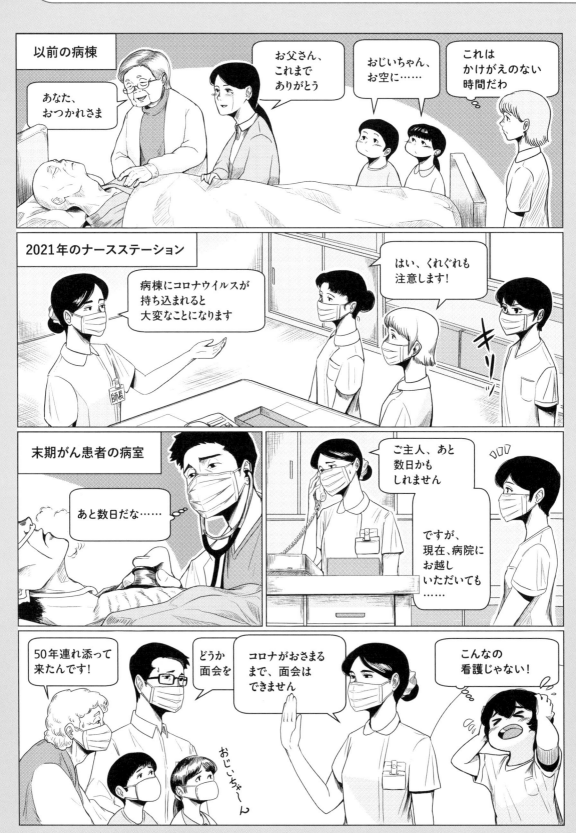

状況

　新型コロナウイルス感染症流行以前は、家族が立ち会っての看取りができていました。ですが、コロナ禍の病棟では、家族の面会が禁止され、看取りの場面であっても家族が患者さんに会えないということが起こりました。

課題

　病棟に新型コロナウイルスが入り込み、万が一流行してしまった場合、入院している多くの患者さんの命が危険にさらされることになります。そのために面会禁止の措置がとられ、余命少ない患者さんに家族が会えないという事態が起こり得ます。
　このような厳格な対応をどう思いますか？　また、家族が面会できる何かよい方法はないのでしょうか？

STEP1)) 新型コロナウイルスを病棟に入れないための対策には、どんなものがあるだろう？

| keywords | 入館時の体温測定、マスク着用チェック、入館・退出者の動線分離、入院前 PCR 検査の実施

STEP2)) 接触なしに家族と患者さんが面会できる方法を考えてみよう。

| keywords | オンライン面会（電話、オンライン会議ツールなどの利用）、ガラス張りの面会室

STEP3)) 今後、コロナ禍のような状況に陥ったとき、面会について病院はどのように対応すべきか話し合ってみよう。

| keywords | 制限の緩和、面会専用場所の設置、ターミナル期の面会、在宅医療への切り替え、在宅での看取り

こう考えてみよう

　これまで通り家族と会わせてあげられるのが一番です。ですが、全体（他の入院患者）の利益を考えた場合、個人が犠牲になってしまうことがあります。医療現場では、このようなジレンマに度々遭遇します。コロナ禍でなくても規定の面会時間を過ぎているため、面会ができないということがあったりもします。
　医療者は、その時々でどのような対応をとるのが最善かを考える態度を身に付けることが重要です。それは、医療の「アート」とされる部分でもあります。

こんな場面も考えてみよう

　災害により、多くのけが人が発生しました。しかし、病院が受け入れられる人数には限りがあり、けが人の中には人工透析を行っている人もいます。このようなとき何に重点を置き、何を優先すればよいか考えてみましょう。

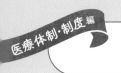

第24話　医療の地域性——必要とされる医療の違い

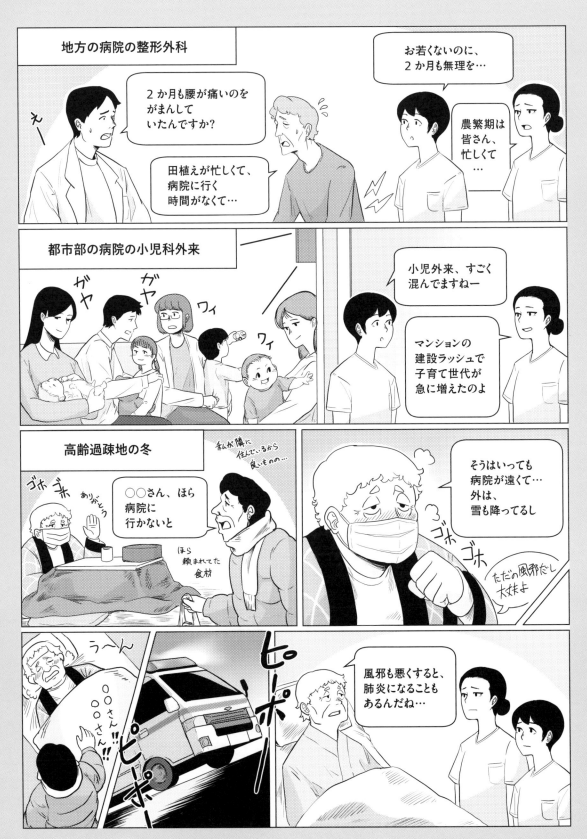

マンガの状況

農業が盛んな地域、子育て世代が多く住む地域、独居の高齢者が多くなっている地域の様子が描かれています。そして、それぞれの地域で、病院を訪れる人に特徴が表れているようです。

あなたは、どう考えますか?

受診する人が増える季節、症状や年齢など、地域によって特徴が出ています。それぞれの地域で必要とされる医療は、どのようなものか考えてみましょう。

STEP1 マンガの3つのケースでは、どのような人が、どのような時期に、どのような症状で受診をすることが多くなると考えられますか?

| keywords | 肩こり・腰痛、手足のしびれ、めまい、農夫症（農婦病）、急な発熱、小児感染症、小児喘息、肺炎、転倒

STEP2 この3つのケースでは、具体的にどのような医療が必要とされるか考えてみましょう。

| keywords | 外来診療、ワクチン接種、在宅医療、総合診療（p.87）

STEP3 あなたが住んでいる地域や出身地の産業や文化、人口構成などの特徴をあげ、どのような医療の需要が多いか考えてみましょう。

| keywords | 人口の偏在、過疎化、家族構成、病院、診療所、助産所、特定機能病院、地域医療支援病院、医療圏

こう考えてみよう

都市部の大病院には、1年を通して、さまざまな疾患の治療で、多くの人が受診に訪れます。一方、地方の農村（漁村）や新しく開発された地域などでは、その地域の産業や文化、また人口構成によって必要とされる医療に特徴が表れることがあります。地域住民の健康を支える医療という観点で、医療の地域性について理解を深めていきましょう。

こんな場面も考えてみよう

小さな島が点在するX地域には、診療所が1つあるだけで、住民も医師も高齢になっています。また、夏になると台風で海や空が荒れて、本島にある総合病院に行く手段が数日間、失われてしまうこともよくあります。この地域にはどのような医療体制が必要か考えてみましょう。

第25話 退院後の生活と安心の確保

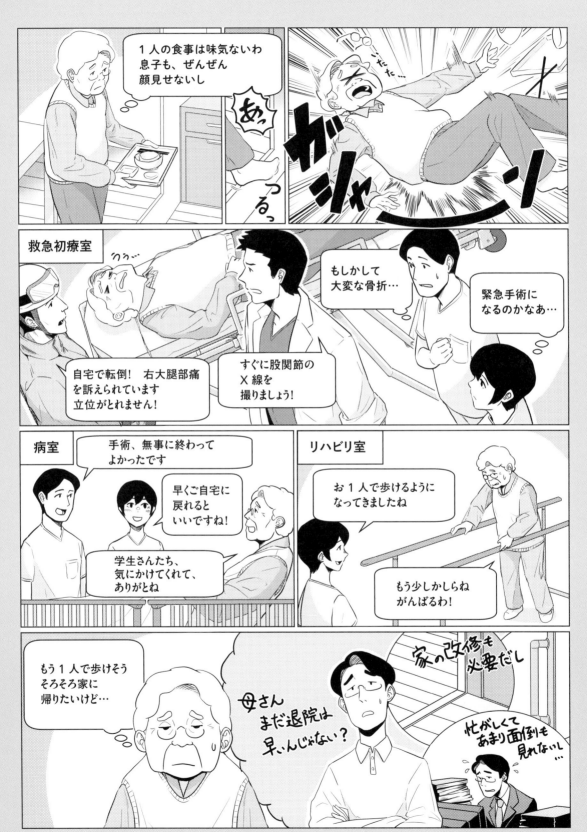

マンガの状況

転倒による骨折で入院となった独居の高齢女性。手術は成功し、リハビリにて歩行もできるようになりました。ですが、退院が近くなり、患者さんの顔色はさえません。どうやら、家族の言葉が気になっているようです。

あなたは、どう考えますか?

歩行が可能になり、患者さんは早く家に帰りたいと思っています。一方、離れて住む家族は、退院の時期について自分なりの考えがあるようです。家族にも納得して退院してもらい、その後、患者さんが安心して暮らせるようにするために、医療者ができることは何でしょう?

STEP1)) 患者さんが高齢の場合、入院によって新たな問題を抱えることがあります。それは何か考えてみましょう。

| keywords | 日常生活動作（ADL）、筋力低下（サルコペニア）、褥瘡、せん妄

STEP2)) 退院後に利用できる訪問サービスについて知ろう。

| keywords | 地域包括支援センター（p.101）、訪問診療、介護保険、ケアマネジャー、訪問看護、訪問介護、訪問リハビリ

STEP3)) 患者さんと家族が安心して退院できるよう、病院の医療職ができることは何だろう?

| keywords | 退院支援・調整部門（p.101）、退院前カンファレンス、医療ソーシャルワーカー（MSW）、かかりつけ医との情報交換、共同意思決定支援

こう考えてみよう

入院は治療のために病院に留まることであって、その人の日常生活とは異なります。特に患者さんが高齢の場合、入院生活により身体機能低下を招くことがあります。そのため、入院前と同じ生活を送ることが困難となり、家族の負担が増えるケースが見られます。退院後、自宅で安心して生活ができるよう、在宅で利用できるさまざまなサービスの活用を、患者・家族と一緒に考え、支援するのも医療者の大切な役割です。

こんな場面も考えてみよう

80代で末期がんの患者さん。本人も家族も、人生の最期は家でという思いがあります。このように看取りを前提とした退院のとき、どのような職種とどのような話し合いが必要か考えてみましょう。

病院と地域医療、在宅サービスとの関係の例

　患者が入院していた病院とかかりつけ医などの地域の医療機関、また在宅での医療・介護サービスを提供する機関・事業所との関係の例を以下に示す。

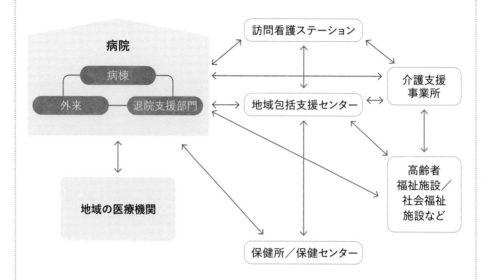

在宅療養への移行に関わるさまざまな職種の例

　入院治療から在宅療養への移行に際し、さまざまな職種が関わる。以下に職種の例をあげるが、これらがすべてのケースに関わるわけではない。

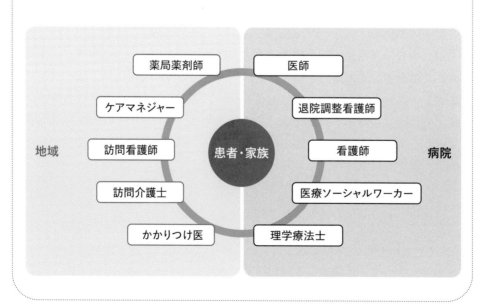

訪問看護

　看護職（看護師、准看護師、保健師、助産師）が在宅療養者の自宅などを訪問して、提供する看護サービス。疾患や障害を抱えている人、医療機器を使用している人などが、望む場所で最期まで暮らせるように支援する。医療保険による訪問看護と介護保険による訪問看護がある。

ケアマネジャー（介護支援専門員）

　要介護者や要支援者の心身の状況に関する相談に応じるとともに、適切なサービス（訪問介護、デイサービスなど）を受けられるように、ケアプランの作成や市町村およびサービス事業者等との連絡調整を行う。自立した日常生活を営むための援助に必要とされる専門的知識と技術を有する者が職務にあたる。介護支援専門員証の交付を受けた者。

介護保険

　高齢者の介護を社会全体で支え合う仕組みとして、2000 年度より導入された、医療保険、年金保険、雇用保険、労災保険に続く 5 番目の社会保険。単に介護を要する高齢者の身の回りの世話をするだけではなく、高齢者の自立を支援することを理念としている。

医療ソーシャルワーカー（MSW）

　医療機関に勤務し、患者とその家族に対し社会福祉の面から支援を行う専門職。病状にあわせて入院する部屋を決める、退院時の日時を決める、自宅退院する際の設備改修や生活様式の提案を行うなどの業務を担う。

退院前カンファレンス

　医療ソーシャルワーカーが中心となり、院内の医療職と地域のかかりつけ医療機関の医師や看護師、在宅サービスの担当者を集めて行うカンファレンス。医療機関が保持している患者情報の共有と、患者・家族への安心の提供を目的として行われる。すべてのメンバーが集まれない場合は、記録を作成し、患者・家族に了解を取った上で、記録を共有する。

授業設計に使える学習の到達目標一覧

各話に目安として設定している学習の到達目標を、一覧にしてまとめました。
授業で本書の漫画を活用する際の参考にしてください。(岡本華枝)

第1章　看護業務編		学習の到達目標
第1話	患者さんとのコミュニケーション ── 距離感と尊重の気持ち	・看護において、コミュニケーションが人々との相互の関係に影響することについて例を挙げて説明できる。 ・看護の目的意識をもって対象者に関心を寄せることができる。
第2話	認知症の方のニードを考える ── 相手の立場に立ってみる	・言語表現・非言語表現を用いた対象者との相互作用について例を挙げて説明できる。 ・認知症の高齢者の特性や看護について説明できる。
第3話	エビデンスと看護 ── 正しい情報はどこにあるの?	・看護実践の根拠として、さまざまな情報を客観的・批判的に整理する必要性について例を挙げて説明できる。 ・統計資料をデータベースや文献・図書から検索し活用できる。
第4話	優秀な電子カルテをどう使う?	・対象者の状況に応じて看護に必要な情報を収集できる。
第5話	それって本当に 安全のためですか?	・生命、人の尊厳を尊重することができる。 ・行う行為が、対象者の安全・安楽・自立を目指した行為であることについて例を挙げて説明できる。 ・実施した看護の意味や課題を、看護の受け手を中心とする視点や倫理的観点で説明できる。
第6話	患者さんに 何もしてあげられない苦悩 ── 急性期病棟にて	・看護における安全性を向上させるための活動に参画できる。 ・急性期や重症な状態にある人の身体的・心理的・社会的特徴について例を挙げて説明できる。
第7話	緩和ケア病棟での家族看護	・個人と家族の発達課題について例を挙げて説明できる。 ・家族のそれぞれの構成員が家庭生活を営む上でどのように機能しているかについて例を挙げて説明できる。 ・家族をシステムとして理解し家族介入の基本を説明できる。
第8話	右片麻痺患者さんへの食事介助 ── 何をどこまで整えるか	・固有な生活のなかで形成される心や人格の関係を説明できる。 ・ケアの受け手のニーズをアセスメントできる。
第9話	リハビリ期の患者心理	・固有な生活のなかで形成される心や人格の関係を説明できる。 ・ケアの受け手のニーズをアセスメントできる。
第10話	患者さんから 連絡先を聞かれたら?	・ケアは相互作用であることを踏まえ、ケア提供者の人権も守る必要があることと状況について例を挙げて説明できる。

第2章　教育・研究編		学習の到達目標
第11話	研修にはいきません、 委員会もいたしません	・看護職に求められるさまざまな役割を説明できる。 ・自分の責任と能力の範囲を知り、可能な役割と責務を果たすことができる。 ・課題の解決に向けた対応方法を自らの力だけでなく他者と協力して見出すことができる。
第12話	看護研究ってやる必要あるの?	・実践の課題に基づき研究が開始され、研究成果が実践に還元され、実践の根拠となることを説明できる。 ・研究成果を根拠とする看護実践への活用例を説明できる。 ・看護実践の向上、看護学における研究の必要性・意義について例を挙げて説明できる。
第13話	患者情報の取り扱い ── あなたの意識は大丈夫?	・情報リテラシーについて例を挙げて説明できる。 ・保健・医療・福祉における個人情報の取扱いとセキュリティについて例を挙げて説明できる。 ・個人情報保護や守秘義務を遵守することができる。

第3章　進路・キャリア編	学習の到達目標
第14話 看護師の働き場所って病院だけ？ ―― 活躍の場の広がり	・看護職の役割や活動の変遷、それに影響する事柄について例を挙げて説明できる。 ・看護職が活躍する多様な場とそこでの役割を説明できる。
第15話 給料さえもらえれば、それでいいの？ ―― 2、3年目のキャリア・プランニング	・生涯にわたる自己研鑽の必要性を説明できる。 ・日々の看護実践の省察の重要性を説明できる。 ・キャリアパス（キャリアを積む道）・キャリアプランについて例を挙げて説明できる。
第16話 こころの性とからだの性が異なる学生	・多様な性のあり方について例を挙げて説明できる。

第4章　患者理解編	学習の到達目標
第17話 病気の裏に潜むこと	・多様な健康状態にある人に応じた健康の捉え方の重要性について例を挙げて説明できる。 ・生活習慣に関連付けた健康の概念や政策（プライマリ・ヘルス・ケアなど）について例を挙げて説明できる。 ・個人のライフスタイルについて健康の側面からアセスメントする重要性について例を挙げて説明できる。
第18話 マタニティブルーズの母	・産褥期の母体の心身の変化・特徴について説明できる。 ・妊娠・出産に対する人間の身体的・精神的反応について例を挙げて説明できる。
第19話 病気の受け入れと治療への参加意識	・人の行動変容支援に必要な基礎理論（心理学、行動科学）について例を挙げて説明できる。 ・病に対する人間の身体的・精神的反応を全体的に説明できる。

第5章　チーム医療編	学習の到達目標
第20話 退院か、それとも入院継続か	・医療や看護の現場における倫理的課題と調整方法について例を挙げて説明できる。 ・継続看護、退院支援・退院調整等、地域の関連機関と協働関係を形成する看護援助方法について説明できる。
第21話 カンファレンスで発言ができない	・課題の解決に向けた対応方法を自らの力だけでなく他者と協力して見出すことができる。 ・チーム医療のなかで効果的な話し合いをするための方法について例を挙げて説明できる。 ・他のチーム員と適切なコミュニケーションをとる必要性について例を挙げて説明できる。
第22話 専門性への敬意と関心	・医療のなかで安全文化の形成に向けて、チームとして取り組むことの意義について例を挙げて説明できる。 ・チーム医療のなかでの、相互の尊重・連携・協働について例を挙げて説明できる。

第6章　医療体制・制度編	学習の到達目標
第23話 コロナ禍での面会禁止 ―― 看護はどこへ？	・看護を取り巻く倫理的課題とその背景を説明できる。 ・地域社会の変化、保健・医療・福祉の動向を踏まえ、今後の看護職に求められる役割や責任について考察できる。
第24話 医療の地域性 ―― 必要とされる医療の違い	・地域社会の文化、慣習が生活に及ぼす影響について例を挙げて説明できる。 ・必要とされる看護が場や看護の受け手により異なることを理解し、看護者の役割を創造的に考察できる。
第25話 退院後の生活と安心の確保	・保健・医療・福祉における協働の目的と意義、看護職に求められる役割について例を挙げて説明できる。 ・人々に必要な地域のケアシステムやネットワークについて、関連機関や多職種と連携・協働し構築する必要性について例を挙げて説明できる。 ・継続看護、退院支援・退院調整等、地域の関連機関と協働関係を形成する看護援助方法について説明できる。

おわりに

　本書編著の高橋優三先生に、「漫画を用いた教材を一緒につくってみませんか？」とお声がけいただいたのは、2020年10月24日（土）に大阪医科大学で開催されていた、第8回日本シミュレーション医療教育学会学術大会の会場でした。直感で面白そうだなと思い、即答させていただきました。当時は新型コロナウイルス感染症流行の渦中にあり、隣地実習は軒並み中止となり、日常生活においても厳しい行動制限が加えられました。まったく先が見えない不安のなかにいたことを覚えています。

　あれから早3年半、昨年2023年5月8日から新型コロナウイルス感染症は5類感染症へと変更され、徐々に日常生活が戻りつつあります。その一方で、コロナ禍においてさまざまな制限を受けながら育った若い世代は、コミュニケーションに対する不安を抱えるようになりました。指導者からは、「患者とはもちろん、指導者ともコミュニケーションがとれない学生や新人が多い」「今どき世代は空気が読めない」「言われたことしかしない」「反応が薄い」「忍耐力が足りない」などなど、さまざまな声が寄せられています。では、このような問題にどう対処していけばよいのでしょうか。

　皆さんは、非認知能力（社会情動的スキル）という言葉を耳にしたことがあるでしょうか。非認知能力とは、数値では測ることが難しい能力のことを指します。例えば、コミュニケーション能力や協調性、意欲や忍耐力、感情やストレスをコントロールする力などが含まれます。これらは、他者との関わりや集団生活のなかで獲得していくものです。つまり、先述の指導者の困りごとは、コロナ禍の影響を受けた世代の非認知能力の欠如が原因と考えられます。

　日本が世界に誇れる文化のひとつに「漫画」があります。今回は、その漫画を教材として活用しました。登場人物の表情から感情を、セリフの文脈から状況を読み取り、医療現場を模擬体験することで、非認知能力を鍛錬していただければと思います。

2024年4月
内藤知佐子